Claudia Tichy

Der Beitrag von Wassershiatsu für Beratung und Therapie

Claudia Tichy

Der Beitrag von Wassershiatsu für Beratung und Therapie

Ein Vergleich einer Klinik mit einer freien Praxis

Trainerverlag

Impressum/Imprint (nur für Deutschland/only for Germany)
Bibliografische Information der Deutschen Nationalbibliothek: Die Deutsche Nationalbibliothek verzeichnet diese Publikation in der Deutschen Nationalbibliografie; detaillierte bibliografische Daten sind im Internet über http://dnb.d-nb.de abrufbar.

Coverbild: www.ingimage.com

Verlag: Der Trainerverlag ist ein Imprint der
Südwestdeutscher Verlag für Hochschulschriften GmbH & Co. KG
Dudweiler Landstr. 99, 66123 Saarbrücken, Deutschland
Telefon +49 681 37 20 271-1, Telefax +49 681 37 20 271-0
Email: info@verlag-trainer.de

Herstellung in Deutschland:
Schaltungsdienst Lange o.H.G., Berlin
Books on Demand GmbH, Norderstedt
Reha GmbH, Saarbrücken
Amazon Distribution GmbH, Leipzig
ISBN: 978-3-8417-5005-1

Imprint (only for USA, GB)
Bibliographic information published by the Deutsche Nationalbibliothek: The Deutsche Nationalbibliothek lists this publication in the Deutsche Nationalbibliografie; detailed bibliographic data are available in the Internet at http://dnb.d-nb.de.

Cover image: www.ingimage.com

Publisher: Trainerverlag
is an imprint of the publishing house
Südwestdeutscher Verlag für Hochschulschriften GmbH & Co. KG
Dudweiler Landstr. 99, 66123 Saarbrücken, Deutschland
Phone +49 681 37 20 271-1, Fax +49 681 37 20 271-0
Email: info@verlag-trainer.de

Printed in the U.S.A.
Printed in the U.K. by (see last page)
ISBN: 978-3-8417-5005-1

Allen körperarbeit- und wasserbegeisterten WegbegleiterInnen zugedacht

Die vorliegende Arbeit über den Beitrag von Watsu® leistet in erster Linie für meine Kolleginnen und Kollegen aus der „Watsu®-community“ eine Zusammenschau über „Wirkungen und mögliche unerwünschte Nebenwirkungen“ ihrer Arbeit im Wasser im beraterischen/therapeutischen Kontext.

Möge die geneigte LeserIn Einblicke in die Wirksamkeit und Möglichkeit dieser Form der Aquatischen Körperarbeit gewinnen. Vielleicht befindet sich darunter eine Antwort auf die sich ständig in den Gesichtern unserer Watsu®-KlientInnen widerspiegelnden Prozesse. Viele dieser Vorgänge bleiben sanft und unausgesprochen, wie die weichen Wogen des Wassers.

Meinen Dank möchte ich Herrn Mag. Dr. Johannes Panhofer aussprechen für seinen sachkundigen Rat. Frau Veronica Steinböck-Huber und Herrn Karl Heinz Huber gehört mein besonderer Dank, weil sie mir die Welt des Wassers auf so wunderbare Weise näher gebracht haben. Mein Dank geht auch an Frau Mag. Tamara Neubauer, Hr. Mag. Ing. Gottfried Hennig, Herr Karl Rieder MSc und an meinen Vater, Dkfm. Dr. Bruno Tichy. Sie waren mir die hinterfragende, korrigierende Mitwelt sowie wertvolle Ratgeber und helfende Hände.

Die tatkräftigste Unterstützung und Entlastung erhielt ich durch die Rücksichtnahme meines Mitbewohners. Danke, Johannes!

Inhaltsverzeichnis

Einleitung

Die feste Abgeschlossenheit

des Körpers

ist unerträglich.

Franz Kafka

Die Motivation diese Arbeit zu schreiben ergab sich aus meiner Begegnung mit dem Medium Wasser und der aufmerksamen Begleitung während eines aquatischen Körperarbeitskurses. Dort hatte ich – völlig unbeabsichtigt und leichtfüßig – ein Initialerlebnis, wofür ich in vielen schweißtreibenden Selbsterfahrungsstunden des Atmens, Biegens, Stillsitzens und Tanzens viel gegeben hätte.

Der Versuch psychosoziale Beratung und eine Aquatische Körperarbeitsmethode zum Wohle der/des Erfahrenden zu kombinieren wird Gegenstand meiner Untersuchung und Betrachtung sein. Mit der vorliegenden Arbeit wird nicht irgendeine anstrengende, überwindungsträchtige, Disziplin fordernde Gewaltmaßnahme beschrieben, sondern eine sanfte, weiche Methode hinterfragt: Wassershiatsu.

Der Namen Wassershiatsu wird in der abgekürzten Form Watsu® für die von Harold Dull in Kalifornien entwickelte Methode der Tiefenentspannung entwickelt. Diese Methode verwendet Dehnungen und Shiatsuakkupressursequenzen – die von einem Begleiter an einem Erfahrenden – im körperwarmen Wasser ausgeführt werden.

In der von Rudolf Steiner beschriebenen Umwegpädagogik wird empfohlen, einem Lernenden nach Erreichen einer gewissen Kapazitätsgrenze auf gänzlich anderen methodischen und inhaltlichen Ebenen zu begegnen, um ihn über möglichst viele Sinneskanäle anzusprechen. Oft wird dieser sogenannte Umweg über den Leib genommen, über die rhythmisierte Bewegung, die gesprochene Lyrik oder die Kunst.

Allen genannten Umwegen gemein ist ein Verlassen des kognitiven Verstehensprozesses und ein „Hineinfühlen“, ein Tätigwerden in einem anderen.

Lassen sich solche leibbezogenen „Umwege“ auch in der Beratung anwenden? Wie steht es um die Kultur des Nichtstuns, deren sich Wassershiatsu gemeinhin befleißigt? Wie still ist es in der Stille unter Wasser, wenn man auf den Armen seiner BegleiterIn durch das Wasser gewiegt und geschwungen wird? Was passiert, wenn man sich dieser Aufmerksamkeit hingibt, sich seinem Gegenüber gleichsam anvertraut?

Die Lösung eines Problems auf einer gänzlich anderen Ebene, auf der sie entstanden ist – dieses Motiv findet sich in der systemischen Beratungstätigkeit (vgl. Steve De Shazer 2008) und es soll hier aufgegriffen und untersucht werden, welche Themenbereiche in Watsubehandlungen angesprochen und erreicht werden können und inwieweit der Wechsel des Mediums und des Settings zur Problemlösung beitragen können.

Meine Hypothese ist, dass Menschen – vorausgesetzt sie haben eine prinzipiell positive Einstellung zu Wasser – einen signifikant besseren Beratungs-/Therapieerfolg erzielen können, wenn die Beratung mit aquatischer Körperarbeit/Wassershiatsu kombiniert wird. Ich gehe von der Annahme aus, dass das Miteinbeziehen der körperlichen Ebene zusätzlich zur Gesprächsebene gute Gesamtberatungserfolge bringt. Gerade in einem Berufsfeld, dessen Herzstück und aussagekräftigste Dimension die Beratungsbeziehung ist, lässt sich ohne eine vertrauensvolle Beziehung zwischen Berater und Klienten gar nichts erreichen.

Der Inhalt der vorliegenden Arbeit ist die Beschreibung des Beitrages von Wassershiatsu in Beratung und Therapie in Klinik und freier Beratungspraxis.

Für diese Fragestellung wurde eine qualitative Befragung mit einem halb standardisierten Leitfadeninterview als Methode gewählt. Aus diesem Vorgehen ergibt sich folgende Gliederung: Im ersten Kapitel erfolgt eine kurze Einleitung zur Fragestellung der Arbeit. Im zweiten Kapitel werden die Grundlagen der aquatischen Körperarbeit und der Körpertherapie als solche beleuchtet. Im dritten Teil kommen die Befragungen von ÄrztInnen, TherapeutInnen und Wassershiatsupraktizierenden zur Darstellung und Auswertung. Das vierte Kapitel gibt einen kurzen Überblick über für die Aquatische Körperarbeit relevante therapietheoretische Themen. Das fünfte Kapitel steht ganz im Zeichen der Schlussfolgerung, Diskussion und Zusammenschau des Dargelegten und wird vom Abschlusskapitel, dem Resümee ergänzt.

Ich werde im Text orthografisch nicht exakt zwischen männlicher und weiblicher Schreibweise unterscheiden, sondern mit der Verwendung des „I“ beide Geschlechter benennen.

1. Fragestellung und Ziel der Forschungsarbeit

Informelle, gelegentliche Beratung kann dort stattfinden, wo zwei oder mehrere Menschen aufeinandertreffen.

Professionelle Beratung und Therapie dagegen finden meist in eigens dafür eingerichteten Räumen, in räumlich-zeitlichen Settings statt. Erkenntnisse der Interaktions- und Kommunikationspsychologie spielen bei deren Arrangement eine ebenso wichtige Rolle wie die Erfahrungen der Berater und die Erfordernisse des Beratungszieles. Neben der „institutionellen Ebene wie der Zugehörigkeit zu einem Träger und der sachlichen Ebene von Ort und Ausstattung der Beratungsstelle gibt es auch noch die methodische Ebene, der konkreten Ausgestaltung der Beratungssituation." (Susanne Nußbeck 2006, 83)

Auf der methodischen Ebene bedienen sich BeraterInnen hauptsächlich der verbalen Kommunikation. „Kommunikation geschieht immer auf mehreren Kanälen gleichzeitig und nur in der Zusammenschau aller Kanäle können kommunikative Interaktionen interpretiert werden. Die in Kommunikationstrainings häufig zitierten Untersuchungen von Mehrabian (1980) ergaben, dass nur etwa 7 % der emotionalen Bedeutung einer Botschaft durch Sprache vermittelt werden, mehr als 38 % durch sprachbegleitende Merkmale wie Tonhöhe, Sprachmelodie, Betonung und über 55 % durch weiteres nonverbales Verhalten wie Gesten, Körperhaltung oder Gesichtsausdruck." (ibid.,42)

Die Mehrdeutigkeit des Gesprochenen als auch die Interpretationsspielräume erschweren das Verständnis.

„Anders verhält es sich mit der Körpersprache. Man versteht sie, ohne dass man sagen kann, warum. Im Gespräch wird die Körpersprache der beiden Partner in ‚Interaktionssynchrone' koordiniert. Das heißt, man reagiert nicht nur auf die Bewegungen des anderen, sondern nimmt sie bereits vorweg, sodass die Bewegungsmuster simultan ausgeführt werden." (Nußbeck 2006, 46 cit. Ogston 1967 und Kendon 1970)

Beratung versteht sich oft als lösungsorientiert. Was hat zu geschehen oder zu unterbleiben, wenn die Lösung auf einer leiblichen Ebene aufzuspüren oder zu finden ist? Hier lässt sich die Ebene des Spürens, des Körpergefühls und der Körpersprache einführen. Körpersprache, Mimik und Gestik sind höchst komplexe Vorgänge und geschehen meist unbewusst. An dieser Stelle wird auf das Kapitel 2.1 verwiesen, in dem eingehend auf die Sinnhaftigkeit den Körper in der Beratung miteinzubeziehen, Bezug genommen wird.

Dabei greift die Beratungspsychologie auf benachbarte und wesentlich ältere Forschungsgebiete, wie das der Psychotherapieforschung und der Psychologie, zurück. (vgl. Petra Warschburger 2009, 262)

„Beratung befasst sich mit relativ ungestörten Personen, sie fokussiert Stärken und Ressourcen des Ratsuchenden in seiner Interaktion mit der Umwelt und in einer zeitlich begrenzten Dauer und betont damit stärker das Wohlbefinden und die Selbstwirksamkeit gegenüber der Fehlanpassung oder Störung. Der Beratung kommt damit auch eine präventive und entwicklungsfördernde Rolle zu." (vgl. Nußbeck 2006, 22) Wohlbefinden, Gesundheit und Gesundheitsvorsorge gehören seit jeher zu den wichtigsten Gütern eines Menschen und die Beratung in gesundheitsrelevanten Fragen damit zu den selbstverständlichen Handlungen gegenseitiger Hilfeleistung. Gesundheitsberatung ist Teil des sozialen Handelns von Menschen in den verschiedenen historischen Kontexten und hat in den letzten Jahren kontinuierlich zugenommen. „Folgt man den Prognosen Nefiodow´s (Der Gesundheitsmarkt – Die zukünftige Lokomotive der Wirtschaft, 2005), so wird der nächste langwellige Wirtschaftszyklus in der Dauer von etwa 45-60 Jahren, nach dem russischen Wissenschaftler namens Nikolai Kondratieff (1892-1938), Kondratieffzyklus genannt, unter dem Motto der Ganzheitlichen Gesundheit stehen." (Gordon Heringshausen 2007, 5)

Im Interview mit der „MorgenWelt – dem Magazin für Wissenschaft und Kultur" beschrieb Leo A. Nefiodow (1999) den sechsten Kondratieff wie folgt: „Nun, der Sechste ist noch in einer sehr frühen Phase, aber man kann seine Konturen schon recht gut erkennen. ... Im sechsten Kondratieff-Zyklus wird der gesellschaftliche Bedarf nach Gesundheit im Vordergrund stehen. Nicht nur rein körperliche Gesundheit, wie wir sie heute verstehen, sondern in einem ganzheitlichen Sinne: auch seelische, ökologische und soziale Gesundheit. Jeder Kondratieff-Zyklus ist nicht nur die Verwirklichung bestimmter Erfindungen – ein größerer Innovationsschub, der die gesamte Gesellschaft hineindiffundiert, sondern befriedigt auch einen Bedarf der Gesellschaft. Ich bin der festen Überzeugung, dass der nächste Innovationsschub im Wesentlichen davon abhängt, dass wir künftig die weichen Faktoren besser nutzen. Damit meine ich Kompetenzen im Umgang mit Menschen, Kreativität, Motivation, Verantwortungsgefühl, und vor allem die Bereitschaft, sich für eine Sache einzusetzen." (Heringshausen cit. Nefiodow 2007, 5)

Inwiefern lässt sich eine Methode zur Tiefenentspannung nun einsetzen, um das Wohlbefinden von Beratungs- und Therapieklienten zu steigern? Mit welchen Wechselwirkungen muss man rechnen, wenn ein ganzheitlicher, den Körper miteinbeziehender Ansatz angewandt wird? Zum Beispiel in der Beratung mit Burnout-Klienten, die bis zur Stufe vier der zwölf Stadien nach Freudenberger (vgl. Matthias Burisch, 2006, 50) als problemlos beschrieben wird (HansTomaschek, Thomas Nagy 2008, 22).

Und wie verhält es sich mit den Patienten einer Klinik? „Der Wandel der Krankenhäuser von Versorgungseinrichtungen zu Gesundheitsunternehmen hat längst begonnen" (Norbert Gödecker-Geenen, Nau et al. 2003, 9). Der Patient wird zum Kunden und das Krankenhauspersonal zum Dienstleister. Auch die Ansprüche der Patienten haben sich verändert. Sie erwarten nicht nur Heilung, sondern einen gehobenen Standard der Serviceleistungen. „Das Gesundheitswesen der Zukunft muss um ein ganzheitliches Verständnis des Gesundheitsbegriffes erweitert werden und den Menschen in seiner Ganzheitlichkeit (biopsychosoziales Krankheitsmodell) mit einbeziehen." (Gödecker-Geenen, Nau et al. 2003, 129)

Vereinzelt bieten psychiatrische Kliniken als auch psychosoziale BeraterInnen in freier Praxis körperorientierte Methoden als Ergänzung zu Beratung und Therapie an.

Die Arbeitshypothese für diese Forschungsarbeit ist, dass es möglich sein müsste, mit aquatischer Körperarbeit und Watsu® gute Kombinationsergebnisse im Sinne eines ganzheitlichen Menschen- und Gesundheitsbegriffes in Beratung und Therapie zu erreichen. Infolge soll in dieser Arbeit der Frage nachgegangen werden, ob durch eine Kombination der verbalen Beratung/Therapie mit der Körperarbeit im Sinne eines ganzheitlichen Ansatzes eine Verbesserung des Beratungs-/Therapieergebnisses möglich ist und die Wirkung der aquatischen Körperarbeit /Watsu® allgemein erforscht werden. Da dazu direkt keine Literatur gefunden werden konnte, wurde auf die Erkenntnisse der Physiotherapie, Medizin, Psychologie und Psychotherapieforschung zurückgegriffen.

Die sich daraus ergebende Fragestellung soll daher lauten: Ist es sinnvoll, den Körper, im Besonderen durch die Methode des Watsu® begleitend zu einem Beratungsprozess miteinzubeziehen?

2. Grundlagen und Theorie von WATSU® als wasserbezogener Körpertherapie

2.1 Körpertherapie

Das Gefühl der Identität erwächst einem Gefühl
des Kontakts mit dem Körper.
Um zu wissen, wer man ist,
muss die Person dessen gewahr sein,
was sie fühlt.
Alexander Lowen

2.1.1 **Begriffsbestimmung**

„Körpertherapie heißt Therapie mit den Mitteln des Körpers, nicht Therapie des Körpers." (Asanger Wenninger 2009, 345 cit. Wolf Büntig) Was ist nun der Körper? Das sogenannte Leib-Seele-Problem beschäftigt den Menschen seit Langem. In den antiken Kulturen wurde die psychosomatische Einheit behandelt. So bedeutet das griechische Wort „Psyche" – wie das germanische „Odem" – Geist-Seele und Atem. Im Altertum bildeten Körper und Seele meist eine Einheit. Für die wissenschaftliche Schulmedizin von heute ist der Körper nur noch Fleisch und die Seele etwas Abstraktes.

Die Physik brachte zu Beginn dieses Jahrhunderts auf die Frage was der Körper sei, eine große Wendung. Je nach Versuchsbedingung erscheint dem Forscher das Elektron immateriell als Welle oder aber materiell als Teilchen. „Es bewegt sich nicht isoliert, sondern in Beziehung zu (allen) anderen Teilchen." (Wenninger 2009, 346 cit Capra 1983) Auf die Fragestellung Körper- Seele bezogen bedeutet das: Körper und Geist sind nur durch unsere Weltanschauung – je nachdem wie wir sie betrachten – von verschiedener Natur.

Therapie bedeutet dann nach Jack Lee Rosenberg „je nach Weltanschauung Reparatur oder aber Anstoß zur Entfaltung." (Jack Lee Rosenberg 1996, 206) Für den

Naturwissenschaftler, der den Körper als eine komplexe Maschine begreift, hat Therapie die Wiederherstellung der Funktion im Sinn von Arbeits- und Genussfähigkeit zum Ziel. Sehen wir den Körper jedoch vor allem als ein Wunder, dessen Geheimnis im Lauf eines Lebens zu entdecken, zu entfalten und zu offenbaren ist, dann hat Therapie den ursprünglichen Wortsinn: auf dem Weg begleiten, beistehen (dem Höchsten im anderen) dienen, heilen. Im Wort „heilen" („heil" bedeutet „ganz") finden wir den Hinweis auf den Weg, auf dem der Heilende begleitet: Therapie wäre demnach Beistand und Begleitung auf dem Weg zum ganzen Menschen.

2.1.2 **Geschichte der Körpertherapie**

„Die meisten Verfahren in der Körpertherapie gehen auf die bahnbrechenden Arbeiten Wilhelm Reichs zurück." (Hilarion Petzold 1977, 7) Er beschrieb 1935 die „funktionelle Identität und Antithese" des Physischen und Psychischen, nachdem er beobachtet hatte, dass die psychischen Widerstände seiner Patienten gegen die Aufdeckung des Unbewussten auf charakteristische Weise körperlich in Form von einzelnen Muskelverspannungen und Haltungsmustern des ganzen Körpers organisiert waren.

Als Erster umreißt Carl Gustav Jung (1973) bereits 1928 das Thema: „Kann man sich ... mit dem Mysterium aussöhnen, dass die Seele das innerlich angeschaute Leben des Körpers und der Körper das äußerlich geoffenbarte Leben der Seele ist, dass die beiden nicht zwei, sondern eins sind, so versteht man auch, wie das Streben nach Überwindung der heutigen Bewusstseinsstufe durch das Unbewusste zum Körper führt und umgekehrt, wie der Glaube an den Körper nur eine Philosophie zulässt, die den Körper nicht zugunsten des reinen Geistes negiert."

Während Freud und Jung sich anderen Aspekten der Psychoanalyse zuwandten, setzte Wilhelm Reich seine Erforschung der psychosomatischen Einheit des persönlichen Ausdrucks fort und entwickelte nacheinander die Widerstandsanalyse, die Charakteranalyse, die Vegetotherapie und die Orgonomie (Büntig in Marlock, Weiss 2006, 44)

2.1.3 Über die Sinnhaftigkeit den Körper in der Beratung mit einzubeziehen

Es ist eigenartig, wie lange der Körper als Objekt der Psychotherapie keine Beachtung fand. Es ist auch typisch für das westliche Selbstverständnis, Körper und Psyche fein säuberlich zu trennen. Und dennoch: Jeder weiß, dass ohne den Körper keine geistige Existenz und psychische Erfahrung in dieser Welt möglich ist und dass der Körper mit allen seinen Systemen und Symptomen auf die psychische Erfahrung der Wahrnehmung, des Denkens und Fühlens reagiert.

Die Tatsache, dass der Körper seine eigene, sich selbst offenbarende Sprache und Ausdrucksweise – in Form von Haltung, Bewegung und Form – hat, macht Körpertherapie effektiver und die Schwelle zu ihr gleichzeitig höher.

Die Spaltung in Begriffe wie Körper und Psyche in Diagnosen ist normal in der Forschung, denn Wissen wird aus Unterschieden gewonnen. Unterscheidung bedeutet Trennung.

„Ich überlege und denke weniger in Krankheitsbildern. Ich überlege das personenbezogen. Ich denke da nicht diagnosespezifisch.“ (Oberärztin einer psychiatrischen Klinik im Interview auf die Frage nach der Therapiekombination. Alle Arzt-, Therapeuten- und Patientenaussagen stammen aus den Interviews und den erhobenen Fallbeispielen. Sie stehen in kursiver Schrift und sind eingerahmt)

„Erkenntnis ist mehr als Wissen, und sie nutzt nicht so sehr die Zergliederung in Teile, sondern die Sicht des Ganzen. Das Wissen der Quantenphysik beeindruckt uns darum so tief, weil es zu der Erkenntnis geführt hat, dass die Welt im subatomaren Bereich, also an der Basis der Natur, unteilbar ist. Das betrifft z. B. die Untrennbarkeit von Information zweier in entgegengesetzter Richtung fliegender Zwillingsphotonen. Das betrifft auch die Untrennbarkeit von Subjekt und Objekt (Unschärferelation), die doch in der empirischen Psychologie und Medizin so hoch gehalten wird. In der Natur scheint bei genauerem Hinsehen nichts getrennt. Wenn sich auch in der Medizin und Psychologie die Erkenntnis durchsetzen würde, dass sich Körper und Psyche die gleiche Information teilen, obwohl sie unterschiedlich reagieren, dann wäre die Tatsache einer psychosomatischen Korrelation nicht eine Art interessantes, statistisches Phänomen, genannt Komorbidität, sondern Anlass zu der Erkenntnis eines umfassenderen Forschungsgegenstandes; dem Menschen als Hologramm." (Dirk Revenstorf in Marlock, Weiss 2006, V)

Die Eindrücke und Bewegungen unseres Körpers bilden die Grundlage für unser Selbstempfinden.

Mit der Tierwelt verbinden uns die Überlebensmechanismen des Kampfes oder der Flucht. Wenn beides nicht wirksam erscheint, bleibt noch die Möglichkeit der Erstarrung. Menschen sind, anders als die Tiere, als zutiefst sozial geprägte Wesen, in ihrem Überleben und Wohlergehen von funktionierenden Beziehungen und einem sozialen Netzwerk abhängig. Einige der wichtigsten Folgen von Stress beim Menschen betreffen seine Position innerhalb seiner sozialen Gruppe. Gefährdung, Sicherheit und Befriedigung hängen von den sozialen Beziehungen ab, von der Qualität der Verbindungen mit anderen Menschen. „Auf der einen Seite realisieren sich diese Beziehungen im Bereich des sozialen Miteinanders, andererseits sind sie tief in unserer Körperlichkeit verankert." (Bessel A. van der Kolk in Marlock, Weiss 2006, VII) Wir haben wenig Einfluss darauf, ob unser Organismus einen bestimmten Reiz als ungefährlich, bedrohlich oder erregend wahrnimmt und ob unser Körper darauf mit Erstarren, Verspannung oder Panik reagiert, ob er sich auf einen Kampf vorbereitet oder ob er sich öffnet und für eine Beziehung bereit ist. All diese Entscheidungen werden automatisch von unserem Stammhirn getroffen, das Sinnesreize sofort in körperliche Reaktionen übersetzt. (vgl. ibid.)

Da der Mensch in der frühen Phase seines Lebens so gänzlich abhängig von der ihn versorgenden Umgebung ist, hat er als Gattung die ganz besondere Fähigkeit entwickelt, sich an diese Umgebung anzupassen. Daraus haben sich eine Vielfalt von Anpassungsleistungen und deren Folgen entwickelt. Diese Anpassungsleistungen können sehr verschiedentlich aussehen, sind sich jedoch einig darin, dass eine frühkindliche Konfrontation mit Angst, Bedrohung oder Verlassensein zu Problemen beim Aufbau funktionierender Grenzen führt: „Wir wissen dann nicht, was innerhalb und außerhalb dieser Grenzen sicher ist, welchen Dingen aus dem Weg zu gehen und welche beherzt zu attackieren sind. Die alte Erfahrung körperlich in der Falle zu stecken, sich nicht schützen zu können oder in widersprüchlichen Erwartungen verfangen zu sein, drückt sich in bestimmten körperlichen Reaktionen aus. Hierzu zählen chronische Formen von körperlichem Unwohlsein und Krankheit, unkontrollierbare Emotionen sowie die Unfähigkeit, sich in einem umfassenden Sinne körperlich und geistig in der Gegenwart zu engagieren.“ (vgl. ibid.,IX)

Ein 24-jähriger Mann mit schweren Somatisierungsstörungen (F 45.0 nach der ICD-10-Klassifikation psychischer Störungen) sucht wiederholt in der psychosomatischen Abteilung einer Klinik um Aufnahme bzw. Therapie an. Aufgrund seiner körperlichen Beschwerden und der zahlreichen Krankenstände hatte er immer wieder seine Arbeitsstelle verloren. Die Beschwerden reichen von Schmerzen im Bereich der Halswirbelsäule, der Schultern und des Nackens bis zur Lendenwirbelsäule. Schlafstörungen werden häufig berichtet. Sich selbst beschreibt er als leicht erregbaren und ängstlichen Menschen, der fortwährend von innerer Unruhe und Anspannung begleitet würde. Große Menschengruppen bereiten ihm Angst. Zahnarztbehandlungen paaren sich z. B. bei Nachblutungen mit Angstzuständen bis zu Panikattacken. In den letzten Jahren litt er unter verschiedensten körperlichen Beschwerden, vorwiegend den Verdauungstrakt betreffend. Die Beschwerden reichen von Brechreiz, Blähungen, Magenschmerzen bis zu Morbus Crohn. Wiederholt würde er unter Schmerzen in Gelenken, vor allem dem Kniegelenk leiden.

Seine Stimmung beschreibt er als depressiv, irgendwie könne er sich über nichts freuen, verspüre wenig Antrieb. Er beschreibt Lustlosigkeit und Affektverflachung. Gefühle zeigen könne er gar nicht. Befragt nach seiner Kindheit, gibt er an, gar keine Kindheit gehabt zu haben, keine Freunde gehabt zu haben, nichts unternommen zu haben. Aufgrund der Alkoholkrankheit des Vaters wäre die Mutter alleine und überfordert gewesen, sodass er sich für seine Mutter verantwortlich gefühlt habe und ihr habe helfen wollen.

Zerstörte Beziehungen zu den primären Bezugspersonen und andere Formen überwältigender Erlebnisse verändern das Verhältnis des Menschen zu seinem Körper: Er verschließt sich, verspannt sich, wird hilflos oder hektisch, er schmerzt; die PatientIn scheint weder zu sich selbst noch zu seiner Umgebung eine tragfähige Beziehung aufbauen zu können.

Damit der Mensch wieder lernt, eine Annäherung an die Kontrolle über seine körperlichen Reaktionen zu entwickeln und sich auf die zu bewältigenden Aufgaben des Lebens konzentrieren zu können, muss sein Körper zunächst wieder mobilisiert werden. Solange wir nicht auf der körperlichen Ebene mit den alten Ablagerungen von Angst und Defensivität fertig werden, können sie möglicherweise dauerhaft verhindern, dass wir uns in unserem Körper zu Hause fühlen. Unsere Offenheit für neue Erfahrungen bleibt blockiert, unsere Lernfähigkeit eingeschränkt.

In der Beratungssituation mögen analysierende Gespräche darüber, weshalb man sich schlecht fühlt, ein nützlicher erster Schritt sein; doch es ist kaum wahrscheinlich, dass dadurch bereits eine tief greifende Veränderung der körperlichen Erfahrungswelt der KlientIn eintritt. In der Psychologie des Westens ist die Arbeit mit Körperzuständen eine relativ junge Entwicklung. Bevor sich Wilhelm Reich Anfang des 20. Jahrhunderts diesem Bereich zuwandte, gab es hierzu so gut wie keine Forschung. (vgl. Büntig in Marlock, Weiss 2006, 45) Traditionelle Formen der Psychotherapie zielen darauf ab, die Ursache des Problems zu untersuchen, um psychische Veränderungen in Gang zu setzen. Andere Schulen streben Heilung durch die gezielte Neuprogrammierung bestimmter Verhaltensweisen an. Beiden Formen liegt die Annahme einer engen, wenn nicht gar kausalen Verbindung von Einsicht und Veränderung zugrunde. Allerdings gibt es so gut wie keine Beziehung zwischen Wissen und Veränderung. Die Erkenntnis der Ursache eines Problems liefert noch keine Garantie, dass man auch in der Lage ist, es zu lösen. Die Neurowissenschaften haben gezeigt, dass es zwischen den verschiedenen Gehirnregionen, die für Verstehen, Planung und Emotionen zuständig sind, kaum eine Verbindung gibt. Mit anderen Worten sind wir nicht in der Lage, uns von bestimmten Gefühlen auf dem Weg des bloßen Verstehens zu befreien – ganz gleich, um welche Gefühle es sich dabei handeln mag.

„Normalerweise ist unser rationaler Verstand nicht nach innen gerichtet, sondern auf die Außenwelt. Der einzige Verbindungsweg vom bewussten Selbst zum emotionalen Gehirn, mithin der einzige Weg, um wirksam Einfluss darauf zu nehmen, wie wir uns fühlen, führt von den Gehirnregionen, die mit dem Bewusstsein von uns selbst und unseren körperlichen Zuständen zu tun haben (dem medialen Stirnlappen und Insula), über die Gefühlszentren (hauptsächlich im Mandelkern) und das Erregungszentrum bis zu den Gehirnregionen, die die Hormonfunktionen und Muskelbewegungen kontrollieren. Mit anderen Worten, die Arbeit mit tief sitzenden Empfindungen und Gefühlen kann mit hoher Wahrscheinlichkeit dazu beitragen, dass der behandelte Klient sein inneres Gleichgewicht wiederfindet.“ (Bessel A. Van der Kolk 2006, XI)

Die meisten „psychischen“ Probleme wurzeln in unserer Beziehung zu uns selbst, zu unserer inneren Empfindung, die stark verändert, übertrieben oder blockiert wurden. Daher hat der Prozess der seelischen Veränderungen immer damit zu tun, dass die KlientIn wieder einen gesunden Zugang zu seinen inneren Gefühlszuständen findet.

„Die Menschen kommen in erster Linie wegen des Seelischen zu mir, nicht wegen Krankheiten. Wenn jemand nur für Wassershiatsu zu mir kommt, dann ist er vielleicht in der Rehabilitation und sucht um Unterstützung. Aber in erster Linie suchen mich Menschen als psychosoziale BeraterIn auf, weil sie mit sich besser klarkommen wollen oder sich befreien wollen oder besser bei sich sein wollen. Burnout, Partnerprobleme, Unzufriedenheit, oder Therapiepatienten, die gehört haben, dass man bei mir in Emotionen hineinkommen kann.“ (Die Antwort einer psychosozialen BeraterIn auf die Frage, warum KlientInnen sie aufsuchen)

Gefühle der Panik, der Beklemmung oder der Verspannung haben ihren Ausgangspunkt häufig darin, dass unser Organismus nicht in der Lage ist, mit einer überwältigenden Realität fertig zu werden (oder niemand anwesend ist, der diese für uns nicht zu bewältigende Aufgabe übernimmt). Das Weiterbestehen der damit verbundenen Bedürfnisse und Empfindungen führt zur Krankheit; man bleibt körperlich in der Vergangenheit stecken und kann sich nicht mehr vollständig in der Gegenwart realisieren.

Ein solcherart eingefrorener Körper, der ignoriert, was er innerlich fühlt, sucht oftmals Rat und hegt den Wunsch von außen gesagt zu bekommen, was er tun solle. Unglücklicherweise gehen wohlmeinende TherapeutInnen und BeraterInnen immer in die Falle und versuchen den Menschen, der sich selbst nicht helfen kann, mit Ratschlägen zu unterstützen. Leider funktioniert das nur in Ausnahmefällen, denn ein eingefrorener Körper kann nicht nur keine eigenen Handlungsmuster entwickeln, sondern in der Regel auch den Vorschlägen anderer keine Folge leisten. Solche „hilfreichen“ Interventionen enden nicht selten in Ausbrüchen von Frustration – sowohl bei KlientInnen als auch bei BeraterInnen.

„Aber es kann keine wirkliche Integration und Heilung erreicht werden, bevor die PatientIn nicht lernt, wieder eine Beziehung zu seinem eigenen Körper – als dem Feld all seiner Erfahrungen – aufzubauen. Zuerst muss der Patient lernen, still zu werden und sich seinen inneren körperlichen Erfahrungen zu stellen. Erst dann kann er andern entsprechend mitteilen, was er fühlt, weiß und erinnert.“ (Bessel A. Van der Kolk in Marlock, Weiss 2004, XII)

2.1.4 **Die wachsende Bedeutung des Körpers**

Die Körperpsychotherapie hat als eine „weitverbreitete und uneinheitliche Strömung der Psychotherapie ihren Weg heraus aus dem Schattendasein einer exotischen Randständigkeit gefunden, und ist trotz aller Skepsis, der sie in der Vergangenheit ausgesetzt war, inzwischen aus dem psychotherapeutischen Feld nicht mehr wegzudenken.“ (Gustl Marlock, Halko Weiss 2007, 205)

Wissenszuwachs auf verschiedenen Gebieten hat diesen Wandel vorangetrieben. Vor allem die seit zwei Jahrzehnten explodierenden Ergebnisse der **neuropsychologischen Forschung** machen darauf aufmerksam, dass die körperliche Dimension von Erfahrungen, die „somatischen Marker“ (Antonio R. Damasio 2004, 251) in ein Neuverständnis von Bewusstem und Unbewusstem miteinzubeziehen wären.

Weitere Forschungsergebnisse kommen aus dem Feld der **Traumaforschung**. Es mehren sich die Hinweise darauf, dass traumatische Erfahrungen so tief ins Affektive und Vegetative hineinreichen und über das Limbische System fixiert sind, dass primär kognitive und verbal orientierte Verfahren der Psychotherapie ihnen schwerlich gerecht werden. (vgl. Luise Reddemann 2001, 91) Die Tiefe und hochgradige „Autonomie“ der beteiligten neurovegetativen Erregungsprozesse (Van der Kolk 1978 cit. Marlock, Weiss 2007, 205) und der Sprachverlust, der traumatische Prozesse kennzeichnet, verlangen ein Vorgehen, das gerade über die Beachtung und Regulation der körperlichen Ebenen affektiver und vegetativer Erregung dauerhafteren Erfolg verspricht.

An dritter Stelle sind die Einsichten der modernen **Säuglingsforschung**, der Bindungsforschung, und der prä- und perinatalen Psychologie zu nennen, welche die präverbalen Erfahrungsräume und deren Bedeutung für Grundstrukturen und Grundgestimmtheiten der menschlichen Psyche betonen. Das in der Sprache der Psychoanalyse als Objektbeziehung bezeichnete Geschehen hat seine Grundlage in den frühen Formen des Beziehungsgeschehens, das Daniel Stern als „Tanz“

bezeichnet, und dessen Medium der Körper und weniger die Sprache ist. (vgl.Daniel Stern 2007, 87)

Erst in der zweiten Hälfte des 20. Jahrhunderts öffnete sich die körperpsychotherapeutische Strömung langsam auch diskursiv gegenüber der etablierten Psychotherapie. Als Repräsentanten einer dialogfähigen Theorie über Körperpsychotherapie seien als wichtigste Vertreter genannt: Alexander Lowen, Stanley Keleman, Helmuth Stolze, Eugene Gendlin, Albert Pesso, David Boadella und schließlich Hilarion Petzold. H. Petzold unternahm die immense theoretische Anstrengung einer wissenschaftlich fundierten Integration verschiedener Verfahren und Traditionen in der Integrativen Bewegungs- und Leibtherapie (IBT)(Petzold 1996) im Rahmen der von ihm beschriebenen Methode der Integrativen Therapie (IT). Auf ausgewählte Aspekte seiner Ausarbeitung der leibphilosophischen Grundlagen soll im therapietheoretischen Teil (Kapitel 4) näher eingegangen werden.

2.1.5 **Kinästhetik**

Betrachtet man die Bewegungsfähigkeit des Menschen als eine wesentliche Ressource zur Erhaltung und Förderung von Gesundheit, so können TherapeutInnen eine bedeutende Funktion übernehmen, wenn sie Fähigkeiten entwickeln, um diejenigen gesunden Ressourcen zu aktivieren, welche selbst beim schwerstkranken PatientInnen noch vorhanden sind. Nur dann können sie PatientInnen helfen, diese Ressourcen auch weiterzuentwickeln. (vgl. Frank Hatch, Lenny Maietta 2003, 5) Die Grundvoraussetzung hierfür ist allerdings das Studium der Bewegung und der Wahrnehmung, die wiederum aus der Bewegung entsteht, also der Lehre von der Bewegungsempfindung, der Kinästhetik.

Die kinästhetische Wahrnehmung kann bei einer Person aus zwei Quellen gespeist werden. Zum einen können bestimmte Stellungen oder Bewegungsabläufe das im Körper gespeicherte kinästhetische Wissen aktivieren und es können dadurch konkrete Erinnerungen wach gerufen werden. Dadurch ist die Möglichkeit gegeben, an tiefer liegende Informationsquellen einer Person heranzukommen, welche für eine Therapie sehr wichtige und neue Daten aus der Vergangenheit preisgeben können. Oft sind diese Daten mit keiner anderen Methode in das aktive Bewusstsein hervorzuholen. Siehe dazu das Kapitel „Regression“ (Kap.4.2.4.) und „Der zweite Weg der Heilung“ (Kap.4.2.7.).

Zum anderen erlauben Bewegungsabläufe oder Stellungen, welche mit der Atmung (vegetativen Kinästhetik) gekoppelt sind, das aktuelle Körperbewusstsein bewusst wahrzunehmen und damit auch einen besseren Zugang zu den Gefühlen und Emotionen zu ermöglichen. (vgl. Werner Nater 2003, 15)

Es kann zwischen einer aktiven und einer passiven Kinästhetik unterschieden werden. Aktive Kinästhetik meint jede Form von Bewegung oder Ruhe, die eine Person von sich aus initiiert und steuert. Die passive Kinästhetik bewegt die erfahrende Person von außen in unterschiedlicher Intensität, bewegt sie oder hält sie in unterschiedlichen Positionen. Somit kann die erfahrende Person über das kinästhetische Empfinden neue Bewegungsformen erfahren und diese neuen Informationen im kinästhetischen Wissen bewusst oder unterbewusst speichern. Dadurch hat sie die Möglichkeit, ihre Bewegungsressourcen zu erweitern. (ibid.) Gibt es für die aktive Kinästhetik ausreichende Bewegungsabläufe aus dem Alltagsgeschehen, lassen sich für die passive Kinästhetik nur wenige Beispiele, wie Massage oder passive Gelenksmobilisation finden. Auch hat sich die Veränderung unserer Bewegungshäufigkeit seit der Industriellen Revolution immer mehr von körperlicher Arbeit zu monotoner Sportbewegung beziehungsweise zu Bewegungsarmut hin verändert. Die größten Defizite lassen sich jedoch im Bereich der passiven Kinästhetik feststellen. Werden in asiatischen Kulturräumen – zum Beispiel auf der Insel Bali – Kinder oft bis zum 6. Lebensmonat nur getragen und zum Schutz vor bösen Geistern nicht auf den Boden gesetzt, werden sie in westlichen Kulturen in Gehschulen und Kinderwägen vom Körper der Erwachsenen möglichst ferngehalten. Damit erfahren sie passiv-kinästhetische Defizite zu Beginn ihres Lebens.

Wie in Kapitel 2.4 dargestellt, gehört die Aquatische Körperarbeit zu den wenigen Kommunikationswerkzeugen, mit denen die passive Kinästhetik erfahren und erlebt werden kann. Die Aquatische Körperarbeit ist sogar die einzige Anwendungsform, bei der es möglich ist, die passive Kinästhetik im dreidimensionalen, schwerelos empfundenen Raum in der dreidimensionalen Bewegung und Ruhe zu erleben.

2.1.6 **Berührung als menschliches Grundbedürfnis**

Der Wissenschaftler Ashley Montague (1995) hat in seinem Lebenswerk „Körperkontakt“ die Berührung als basales Grundbedürfnis des Menschen gewürdigt, gleich den Bedürfnissen nach Licht, Schlaf, Essen/Trinken und nach Anerkennung und Liebe. (ibid, 144) Er untersuchte die kulturelle Vielfalt unterschiedlicher Berührungsformen – vom Berührungsverbot und Schlägen auf die Haut – als Schutz vor Erregung – bis hin zu den Praktiken der Eskimomütter, die ihre Babys nackt auf dem Rücken tragen. Er beschreibt die frühen Auswirkungen von taktilen Reizen auf die Entwicklung des menschlichen Organismus (Anregung von Aktivität, Immunologie, Vertrauen, interpersonelle Sicherheit usw.) Montagu fasste zahlreiche Untersuchungen zusammen, die auf Mangelerscheinungen und Deprivation und Mangel hinwiesen. Neurobiologische Studien belegen eindrucksvoll das Zusammenspiel der menschlichen Haut, der Taktilität und von Aspekten der Entwicklung von Verbindungssystemen im menschlichen Gehirn. Jede Form der Berührung aktiviert eine Vielzahl mentaler Reaktionen (Damasio 2004, 2005).

Neben der Haut als einer Hülle des Körperselbst, welche eine schützende Funktion hat (John Bowlby 2008, 53), ist sie auch eine Grenzfläche und Barriere gegenüber der Außenwelt. KlientInnen mit Erfahrungen des sexuellen Missbrauchs und der Gewalt sprechen von ihrer zerrissenen und durchlöcherten Haut. (vgl. Thomas Busch in Marlock, Weiss et al. 2006, 527) Die Haut ist weiters „Ort“ der Kommunikation. Ihre Oberfläche nimmt Reize auf. Langzeitstudien von Ainsworth und Mitarbeiter (1978) haben die interpersonelle Qualität der frühen Berührungsdialoge untersucht: Aspekte eines Zuwenig (Deprivation) und Aspekte des Zuviel (Überstimulation) sind von großer Bedeutung. Das Entscheidende des Beziehungsdialogs ist aber die Art und Weise, also die Qualität der Berührung. Wie zögerlich sind Berührungen? Wie sind zeitliche Abstimmung und Rhythmus? Wie steht es um die Fähigkeit des Eingehens auf den Anderen? „Falsche“ Berührungen führen bei Säuglingen und Kindern zum Weinen, zum sprachlosen Rückzug oder zu „Verwirrungen.“ Wenn die berührende Suche nach der bedeutungsvollen Bindungsperson unterbrochen wird, können kindliche Ängste, Gefühle der Ohnmacht und autoaggressive Verhaltensweisen die Folge sein. Berührungsmodalitäten haben zweierlei Wesen: Berührung ist Teil des Bindungssystems und zugleich Teil des Systems aneignender Welterfahrung – wir lernen die Welt „begreifen." Bleibt die Bindungsperson für das Kind weitgehend unzugänglich, dann kann es sein, dass das System der Berührung als Teil des Bindungssystems chronisch aktiviert werden muss und die Grundlage negativer Abhängigkeiten bildet: Die andere Dimension der begreifenden Aneignung der Welt, das Erforschen der Welt mittels Berührung und Taktilität im Sinne der Entwicklung von Autonomie und Selbstständigkeit kann sich nur bedingt entfalten. (ibid)

2.1.7 **Berührung im therapeutischen Zusammenhang**

In der akademischen Psychologie sowie in der schulenorientierten Lehre und Forschung der anerkannten Psychotherapieverfahren der Verhaltenstherapie, der Tiefenpsychologie und der Psychoanalyse ist die Berührung als mögliche Intervention in der Therapie ein verwaistes Kind. Sprachliche Vorgänge sind leichter zu belegen als Studien über nonverbale Geschehen. Die Evaluation veränderten Verhaltens ist leichter als die Empirie des menschlichen Erlebens. Akademisch ausgebildete PsychotherapeutInnen sind der Sprache, den Gedanken, dem Wort und dem evaluierbaren Verhalten näher als der menschlichen Sinneserfahrung und dem Erleben. Das Interesse am Körper folgt einer medizinischen Sichtweise – dagegen bleibt das Erfahrungswissen eines Spannungsbogens Körper-Seele-Selbst sowie ein Interesse an der Wechselwirkung zwischen Psychischem und Körperlichem marginal. (vgl. Busch in Marlock, Weiss 2006, 518)

Trotz des Integrationsparadigmas schulenübergreifender Diskussion gleicht das Thema Berührung einem nicht-integrierbaren „Restposten." Die deutsche Psychoanalytikerin E. Jaeggi unterstellt beispielsweise einer körperbezogenen Berührungsarbeit den naiv-unprofessionellen Wunsch des Wiedergutmachens – sie wolle „... wiedergutmachen, was nicht wieder gut zu machen ist." (Jaeggi 1995 in Marlock, Weiss 2006, 518f)

Wiedergutmachen und korrigierende Erfahrung sind aber sehr verschiedene Dinge. Ein Mangel an positiv besetzten Berührungen kann niemals wieder gut gemacht werden. Mittels Berührung können KlientInnen aber begleitet werden, die inneren Repräsentanzen anderer, bedeutsamer Personen (Objekte) erneut aufzusuchen, um dem Mangel erneut zu begegnen. Die KlientIn kann sich seinem zunächst ausschließlichen Vorherrschen verinnerlichter Berührungsmodi des Mangels (des „Zuviels", der Bestrafung, der Entwertung, der Unstimmigkeiten, bis hin zu körperlichen und psychischen Gewalt) nähern lernen. Für einen Augenblick wird für ihn sowohl die alte (in modifizierter, nicht retraumatisierender Form!) als auch eine gegenläufige, neue Erfahrung verfügbar. Die Arbeit mit Berührung ermöglicht, zwischen dem alten Konflikt und dem Bereitstellen einer korrigierenden Berührungserfahrung eine Balance zu finden.

Als Beispiel für die weitverbreitete Kritik der therapeutischen Berührung kann die bekannte deutsche Psychoanalytikerin T. Bauriedl genannt werden (1998). Berührung kann für sie nur Gegenpol zur Abstinenz sein, was aus einer immanenten, traditionellen Sicht der analytischen Behandlungspraxis nachvollziehbar ist. Dass aber eine körperbezogene, therapeutische Arbeit in die Nähe der Bedürfnisbefriedigung „schmuddeliger" (unbewiesener) Erotisierung und Sexualisierung gerückt wird, wirkt undiskutabel, affektbeladen und entwertend – als ob diejenige Berufsgruppe der KollegInnen aus unterschiedlichen Psychotherapieschulen, die auch körperbezogen arbeiten, von besonderer „Bedürftigkeit und Sexanfälligkeit" sei. Werden hingegen die vorliegenden empirischen Studien zur Problematik therapeutischer „Entgleisung" und sexueller Übergriffe innerhalb verschiedener Therapieschulen herangezogen, dann kommen diese bei TherapeutInnen in anderen Schulen der Psychotherapie häufiger vor als in den körperorientierten Ansätzen. (vgl.Thielen M. 1998)

Berührungsarbeit will diagnostisch genau bedacht sein. Sie unterliegt den üblichen und auch zusätzlichen Beziehungsfallen zwischen TherapeutIn und KlientIn. Körperlich arbeitende PsychotherapeutInnen gehen davon aus, dass sie eine psychotherapeutische Arbeit – im Sinne einer Hilfestellung für die PatientInnen – umso effektiver entwickeln und gestalten können, je mehr verbale und körperbezogene Interventionsformen zur Verfügung stehen. Dies gilt unter der Voraussetzung, dass ein klares Verständnis über die Einbettung einer körperbezogenen Arbeit im Rahmen der Gesamtheit einer Psychotherapie vorliegt.

In der praktischen Arbeit verblasst zumeist das Mysterium des Berührens – als jene Mischung aus Glanz und Furcht vor dem Erotischen und Sexuellen, wenn die Arbeit mit dem Körper zum regelmäßigen Bestandteil der Therapie wird.

Körperpsychotherapeuten wissen, dass die Arbeit mit dem Körper erotisch ernüchternd und eher asexuell als sexuell anregend ist, während sich verbal arbeitende Psychotherapeuten darüber im Klaren sind, wie sich erotische und sexuelle Fantasien gerade in einem akörperlichen Raum aufbauen können. (vgl. Busch in Marlock, Weiss 2006, 522) Auf der anderen Seite ummäntelte so mancher körperpsychotherapeutische Protagonist die Berührungsarbeit mit der Aura der eigenen Person als Allheilmittel anstelle der Benennung der immanenten Fallen und möglichen Kontraindikationen.

Jede Form des Berührens spiegelt die Intention der TherapeutIn wieder und basiert auf einem schulen-spezifischen Hintergrund. Sie folgt der inneren Haltung der/desjenigen, der/die berührt. Ein Berühren an sich kann es nicht geben. Und solange jede therapeutische Intervention an praktizierende TherapeutInnen gebunden ist, erscheint es unlauter, sie in die Nähe von Intimitätsverletzung, Bedürfnisbefriedigung und Erotisierung zu rücken. Die Frage lautet vielmehr: Wer berührt? Und warum?

2.2 Grundlagen und Theorie zu Wassershiatsu

2.2.1 Wasser bedeutet Leben

Wasser ... es ist nicht so, dass man dich zum Leben braucht;
du selber bist das Leben!
Antoine de Saint Exupery

„Einer der wesentlichen Aspekte des Phänomens Leben ist das ständig um Vermittlung, Ausgleich und Harmonisierung bemühte Hin-und-her-Schwingen zwischen zwei Extremen, dem Pol der sich verlierenden Auflösung einerseits und der zu fester Ordnung erstarrenden Verdichtung andererseits. Diesem zwischen Chaos und Ordnung pendelnden Prozess des Lebens gleicht das Erscheinungsbild des Elements Wasser auf der Erde. In ständigem Wechsel schwingt es zwischen seinen Aggregatzuständen hin und her, in die Luft verdunstend, im Flüssigen fließend und strömend, als Eis gefrierend, und verbindet in dauernden Kreisläufen die verschiedenen Zustandsformen und Regionen auf unserem Planeten." (Alexander Lauterwasser 2003, 65) „Vor allem seine im ruhenden, flüssigen Zustand auftretende Formlosigkeit einerseits, dann seine nahezu unbegrenzte Formenvielfalt anderseits, in der es vom sechseckigen Schneekristall bis zum welligen, fließenden, wirbelnden Bewegt sein, von den Wolkenformen bis zum Wundergebilde des kugeligen Wassertropfens erscheint, haben die Menschen zu allen Zeiten veranlasst, dieses Element als die Quelle und das Urmilieu aller schöpferisch-gestalterischen Welt- und Lebensprozesse anzusehen und zu verehren." (cit. Detel in Böhme 1988 nach Lauterwasser 2003, 65)

Unser Planet ist vom Weltall aus gesehen der Blaue Planet, weil zwei Drittel seiner Oberfläche von Wasser bedeckt sind. Auch wir Menschen, viele Tiere und andere Organismen bestehen zu zwei Dritteln aus Wasser.

„Zu Beginn unseres Lebens besteht der menschliche Körper zu 70 % aus Wasser. Kein anderes Element ist uns näher. Wir bestehen im Wesentlichen daraus." (Masaru Emoto, Jürgen Fliege 2010, 8)

Durch Verbrennung von Nahrungsstoffen läuft in unserem Organismus, abgemildert durch Enzymsysteme, eine Knallgasreaktion ab: 2 x H_2O_2 = Wasser + Energie.(Anders Antonia et al. 2005, 40) Neben Wärme und Energie, die wir für unsere Körperfunktionen brauchen, entstehen bei dieser Reaktion täglich mindestens 500 ml Wasser. Da der Mensch im Laufe eines Tages mindestens zweieinhalb Liter Wasser ausscheidet, sollten wir täglich mehr als zwei Liter in Form von Getränken sowie fester Nahrung zu uns nehmen.

In der zweigeteilten Molekülstruktur des Wassers zeigt sich der enge Bezug zur Polarität, zur Welt der Zweiheit. Die beiden Wasserstoffatome bilden mit dem Sauerstoff einen Winkel, der das ganze Molekül in polarer Spannung hält. Der Tetraeder, den das Wassermolekül darstellt, hat einen Winkel von exakt 104,45 Grad.

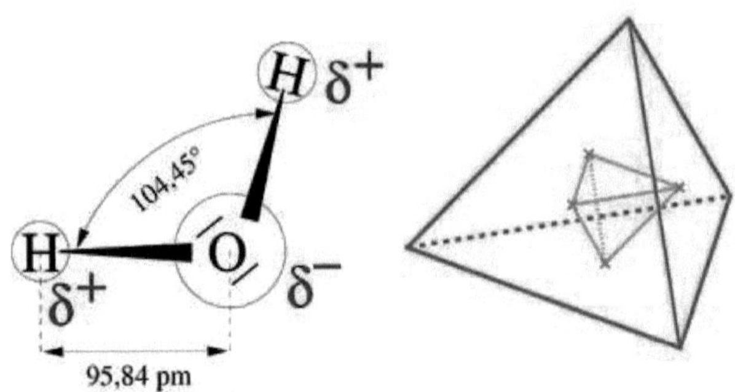

Abbildung 1 Winkel und Form des Tetraeders

Wahrscheinlich ist es dieses Spannungsverhältnis, das für viele lebenswichtige, aber dennoch unerklärliche Phänomene in der Wasserwelt verantwortlich ist.

Die einzelnen Wassermoleküle schließen sich zu großen Haufenmolekülen, sogenannten Clustern zusammen. (vgl. Delia Rösel in Emoto, Fliege 2008, 73)

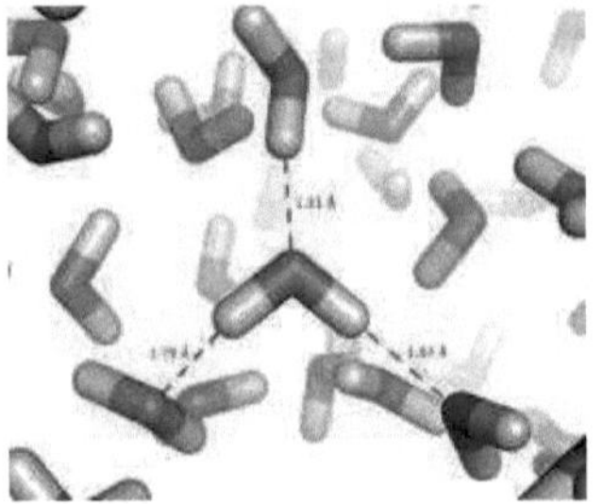

Abbildung 2 Verkettung der Wassermoleküle über Wasserstoffbrückenbindungen zu einem Wassercluster

Der bekannteste ist der Punkt der größten Dichte des Wassers bei vier Grad Celsius, der unter anderem dafür sorgt, dass sich Leben im Wasser auch in kälteren Zonen halten kann. Die Dichte aller anderen Molekülverbindungen nimmt mit sinkenden Temperaturen kontinuierlich ab, während sich Wasser unterhalb von vier Grad wieder ausdehnt.

„Wasser zeigt eine starke Reagibilität auf verschiedenste Vorbehandlungen", das heißt, es hat die Fähigkeit und Eigenschaft sehr sensibel zu reagieren. Diese Eigenschaft könnte auch auf den Menschen Rückwirkungen haben, „schließlich steht

Wasser für das weiblichste Element und ist für die fließenden, seelischen Qualitäten, (vgl. Emoto, Fliege 2010, 8) für reinigende, erneuernde Kraft und große Anpassungsfähigkeit, bekannt." (Rüdiger Dahlke 2003, 89f)

Alexander Lauterwasser, ein deutscher Philosoph und Drogentherapeut, der die Morphogenese und der Morphologie des Wassers erforscht, versetzt Wassertropfen mit einer Frequenz zwischen 30 und 120 Hertz in Schwingung.(DVD Lauterwasser) Er agiert damit ähnlich dem Naturforscher Ernst F.F. Chladni (1756 – 1827), der Ende des 18. Jahrhunderts zum ersten Mal auf die Idee kam, dünne, mit Sand bestreute Glasplatten mittels eines Violinbogens zum Klingen zu bringen, um verschiedene akustische Phänomene schwingender Flächen und Körper zu untersuchen (vgl. Lauterwasser, 2003, 38ff). Dabei machte er die eindrucksvolle und alle Welt in Erstaunen versetzende Entdeckung der später nach ihm benannten „Chladnischen Klangfiguren." Die Formen und Strukturen, die dabei durch den Sand in Erscheinung traten, legte er ausführlich mit vielen Zeichnungen in seinem Werk „Die Akustik" von 1802 dar und stellt ihm als Motto einen Satz Wielands voran: „Die Kunst zu malen mit Tönen."

„Soweit bekannt, war Hans Jenny der Erste, der auf die Idee kam, den Ansatz von E. Chladni auf flüssige Medien zu übertragen, und dadurch eine Fülle aufschlussreicher Phänomene erschloss. Der durch Schwingungen im Medium Wasser hervorgerufenen Formvorgänge sollte mit dem Wassertropfen begonnen werden." (Lauterwasser 2003, 65) Angeregt durch einen Frequenzgenerator und einen speziellen Schallwandler wird eine flache oder leicht gewölbte Trägerplatte in eine vertikale Schwingung zwischen 40 und 120 Hertz versetzt. Auf dieser Trägerplatte befindet sich die Wassermenge von einem bis sechs Tropfen, die je nach Amplitude (Lautstärke) und Frequenz auf die einwirkende Schwingung reagiert und mit unterschiedlichen Formprozessen antwortet. Mittels einer regulierbaren Stroboskoplampe können die für das Auge viel zu schnellen Bewegungsabläufe sichtbar gemacht und als Videofilm beziehungsweise als Standbilder daraus betrachtet werden. A. Lauterwasser beobachtete bei dieser Versuchsanordnung, dass Wasser auf die rein mechanischen Auf- und Abwärtsbewegungen der Trägerplatte mit rhythmischen Schwingungsbewegungen und plastischer Formbildung antwortet. Der streng taktmäßige Impuls wird nicht einfach wiederholt, sondern verwandelt. Das Wasser lässt etwas Neues daraus hervorgehen. Bei sonst gleich bleibenden Randbedingungen (Wassermenge, Temperatur, Wasserart usw.) bestimmt allein die Tonhöhe (Frequenz) die jeweilige Zahlordnung der Schwingungsform. (vgl. Lauterwasser 2003, 68)

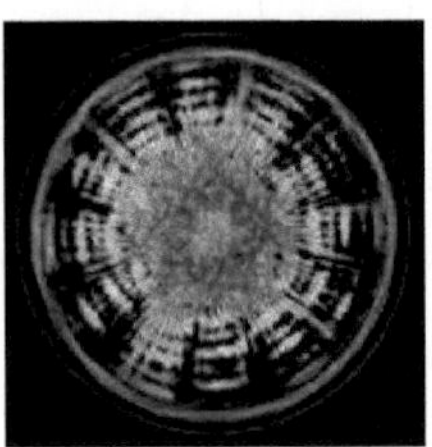

Abbildung 3 Wasser-Klang-Bilder nach Alexander Lauterwasser.

Stehende Wellen

„Während beim Zusammentreffen von zwei festen Körpern an einer Stelle des Raumes sich die Bewegungsimpulse gegenseitig stören oder gar auslöschen und die Körper dabei zumeist eine Verformung oder gar Zerstörung erleiden, können sich im flüssigen Medium Wasser verschiedene Wellenbewegungen mit ihren Impulsen gegenseitig überlagern und durchdringen." (Lauterwasser 2003, 72) Wird nun eine Wasseroberfläche durch unregelmäßige Impulse – zum Beispiel beim Schütteln eines Wasserglases – in Bewegung gebracht oder überlagern sich mehrere Wellengänge aus verschiedenen Richtungen – etwa durch Wellenreflektionen an einer Ufermauer, so entsteht ein ungeordnetes Gewoge verschiedenster Wellen, was beim Betrachter einen unruhigen oder gar chaotischen Eindruck hinterlässt. Wird jedoch ein Gefäß durch einen gleich bleibenden Impuls – wie ihn ein Sinuston mit anhaltender Tonhöhe darstellt – in Schwingung versetzt, entsteht eine Wellenbewegung mit einer eindeutigen und konstanten Wellenlänge. Stimmen verschiedenste Faktoren überein, überlagern sich die zu den Rändern des Gefäßes laufenden Wellen mit den an den Rändern reflektierten und wieder zurücklaufenden Wellen in solch stimmiger Weise, dass die Schwingungsknoten beider Wellen jeweils an derselben Stelle zusammentreffen. Dadurch entsteht eine stabile Struktur. Der Beobachter gewinnt den

Eindruck, dass sich das Muster nicht bewegt, sondern wie ruhend „steht“ – und das inmitten intensivster Vibration und Bewegung. Lauterwasser nannte diese Gebilde „stehende Wellen“ und bildete je nach Frequenz die unterschiedlichsten Beispiele in seinem Buch ab.

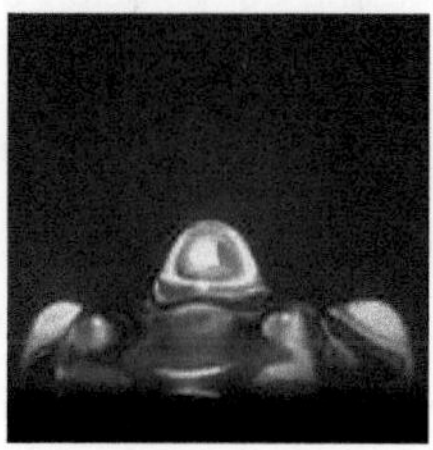

Abb. 4 Wasser-Klang-Bilder: stehende Welle

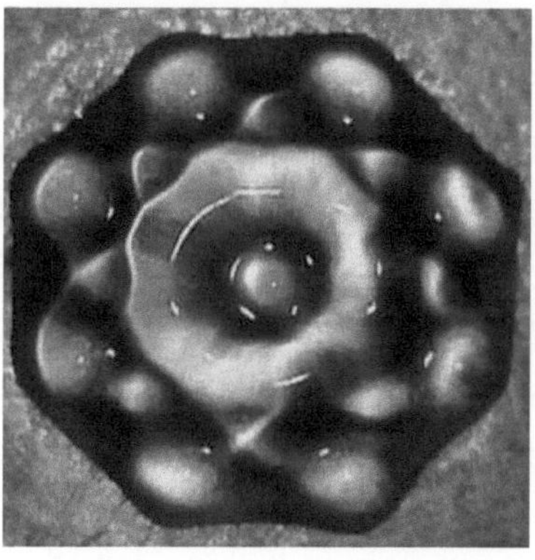

Abbildung 5 Wasser-Klang-Bilder

Wenn man bedenkt, dass wir zu zwei Drittel unseres Körpergewichts aus Wasser bestehen, haben solche Experimente eine enorme Bedeutung, denn sie implizieren, dass jedes gute Wort und auch jedes herabsetzende, das wir zu hören bekommen, Auswirkungen auf die Struktur des Wassers in unseren Körperzellen hat.

„Das Leben auf der Erde entwickelte sich innerhalb von Jahrmillionen zunächst im Wasser. Wasser wurde zeitweise auch als Urstoff, als prima materia gesehen.“ (Emoto, Fliege 2010, 8) „Organismen, die sich dann an das Leben auf dem Lande anpassten, mussten sich ein Flüssigkeitssystem schaffen, das die einzelnen Körperzellen umspült und für Energie-, Stoff- und Wärmeaustausch sorgt. So entspricht die Zusammensetzung der gelösten Salze im menschlichen Plasma in etwa der des Meerwassers.“ (Karl König 1983, 165) Landtiere schützen sich in verschiedener Weise durch eine feste Haut, ein Fell oder Hornschuppen vor dem Austrocknen.

Viele Lebewesen steigen bei ihrer Geburt gleichsam vom Wasser auf das Festland. „Alle Stadien der Embryonalentwicklung sind mit quellenden, saugenden und fließenden Vorgängen verknüpft. Bei dieser Entwicklung durchlaufen wir in unserer äußerlichen Form als auch in unseren Bewegungen die Entwicklungsgeschichte der Menschheit nochmals von Neuem.“ (Albert Olschewski 1997, 17) Das Haeckelsche biogenetische Grundgesetz stellt fest, dass der Mensch in der Ontogenese alle diese Entwicklungsstadien durchläuft. Die stammesgeschichtliche Entwicklung des Lebens führt vom Wasser aufs Land, vom Einzeller über Wirbellose, Fische und Reptilien bis zu den Säugetieren und Primaten. Jeder Mensch legt in seiner eigenen Entwicklung vom Fötus zum Erwachsenen diesen Weg nochmals zurück und wiederholt so gewissermaßen in seiner individuellen Entwicklung die Entwicklung auf der Erde. (vgl. Schröter, Brunschwiler 1996, 15)

Wasser wirkt chemisch betrachtet im menschlichen Körper als Lösungs-, Transport- und Reinigungsmittel. (Anders,Cieplink et al. 2005, 22) Es transportiert Nährstoffe, beseitigt Abbauprodukte aus dem Stoffwechsel, hält den osmotischen Druck der Zellen aufrecht und reguliert die Körpertemperatur. Alle Stoffwechselvorgänge in unserem Körper können nur mit Hilfe von Wasser ablaufen. Die Ausscheidung von Giftstoffen über Nieren, Darm, Haut und Lungen kann nur mit Hilfe von Wasser erfolgen. Innerhalb von 24 Stunden fließen 1.400 Liter Blut durch unser Gehirn, im selben Zeitraum wird unsere Niere von 2.000 Litern Blut durchströmt. Dabei scheidet der Mensch etwa eineinhalb bis zweieinhalb Liter Wasser täglich aus.

Wegen seiner enormen Aufnahmefähigkeit und Leitfähigkeit wurde Wasser schon in frühen Hochkulturen zu Heilzwecken verwendet.

2.2.2 **Wasser als Heilmedium im Historischen Kontext**

Wasser verbinden, was abgetrennt
Drängt ins verständige Sein,
mischen in alles ein Element
flüssigen Himmels hinein.
Rainer Maria Rilke

„In der Kulturgeschichte des Wassers ist seine Verwendung fast immer mit mystischen und religiösen Ritualen verbunden." (Marianne Schulz 1999, 13) Die ersten Hochkulturen entwickelten sich oft an Flussläufen, die als Nahrungsgrundlage dienten. Am stärksten scheint die religiöse Bedeutung des Wassers seit je im indischen Raum gewesen zu sein. „In Mohendjo-Daro, einer im heutigen Indien befindlichen Ausgrabung einer Stadt aus dem 3. Jahrtausend vor unserer Zeitrechnung, wurden Überbleibsel einer uralten Induskultur in Form von zwölf mal sieben Meter langen und zweieinhalb Meter tiefen Wasserbecken gefunden. Solche Wasserbecken stehen besonders in der Nähe von Tempelanlagen und dienen der rituellen Reinigung, aber auch zum Waschen und Wäschewaschen. Selbst wenn das Wasser sehr schmutzig ist, wie heute im Unterlauf des Ganges, gilt das dortige Baden unter Hindus als heilig und befreit von Karma." (Wolf Schneider 2004, 30)

„Noch älter als die indische ist möglicherweise die Badekultur des Zweistromlandes. Dort fand man in Herrscherpalästen aus dem 5. Jahrtausend vor unserer Zeitrechnung Badezimmer mit aus Ton gebrannten Wannen." (ibid. 31)

Auch im Kulturraum des Alten Testaments, also im Nahen Osten des ersten Jahrtausends v. Chr. wird von Bädern berichtet. Sie dienten nicht nur der Reinigung oder Heilung, sondern auch der Erotik und Schönheit. So etwa in den Geschichten von Bathseba (2 Sam 11,12), in die sich König David verliebte, weil er sie beim Baden gesehen hatte.

„Seit dem Frühchristentum gilt das Wasserritual der Taufe als Zeichen der Reinwaschung von Sünden. Die Urchristen praktizierten sie als völliges Untertauchen von Erwachsenen, die Immersionstaufe. Das Ritual der Aufnahme in die christliche Gemeinde ist heute eines der Begießung oder Benetzung mit Wasser." (Fliege in Emoto, Fliege 2010, 122)

Alle drei großen westlichen Gottreligionen – Judentum, Christentum und Islam, die ja dieselben historischen und kulturgeografischen Wurzeln haben und aufeinander aufbauen, enthalten Rituale spiritueller Reinigung mit Wasser. Für das Judentum, die älteste der drei Religionen, sind das die Vorschriften über Reinheit, Unreinheit und die „Mikwe", das ist das Bad in fließendem Grund- oder Regenwasser, das das Unreine reinigt. (vgl. Schneider 2004, 33)

Das Christentum enthält die Taufe als wichtigstes Wasserritual. Ein weiteres christliches Wasserritual ist die Weihwassergeste der Katholiken beim Betreten der Kirche. Man benetzt die Stirn mit dem geweihten Wasser und macht mit der so befeuchteten Hand das Zeichen des Kreuzes.

Wie das Weihwasser der katholischen Kirchen gehört zu jeder Moschee ein Brunnen. Dort reinigen sich die Moslems vor dem Gebet mit fließendem Wasser, so wie es ihnen ihr heiliges Buch vorschreibt.

Die Verwendung von Wasser zu Heilzwecken blühte ein erstes Mal groß in der griechischen Antike auf und wurde auch schriftlich belegt. „Wasser besitzt die Eigenschaft entgegen der Schwerkraft hochzusteigen, zu levitieren. Dieses artesische Wasser ist in sämtlichen Heilquellen und Quellen mit hochwertigem Mineralwasser enthalten. Die Heilkraft solcher artesischer Wässer ist seit Menschengedenken bekannt." (Emoto, Fliege 2010, 10) Homer erzählt acht Jahrhunderte vor Christus, wie Odysseus nach langer Reise ein heißes Bad nahm und anschließend von Mägden eingeölt wurde. Der griechische Arzt Hippokrates (460-370 v. Chr.) pries die Heilwirkungen heißer Quellen und der römische Arzt Galen (ca. 129-199 n.Chr.) beschrieb, wie man sich in den Thermen zwischen Tepidarium (einem Raum mit lauwarmer Luft), Caldarium (Heißluftraum meist auch mit Heißwasserbecken), Sudatorium (Schwitzbad) und Labrum (Nische zum Abkühlen) zu verhalten habe, um beste Heilwirkung erwarten zu dürfen. Die Römer entwickelten die Bäderkultur zu einer medizinischen Wissenschaft, welche leider mit dem Niedergang von Rom zum größten Teil verloren ging. (vgl. Marianne Schulz 1999, 15)

Im finsteren Mittelalter wurde die Badekultur des Römischen Reiches zurückgedrängt und eröffnete erst 1761 mit dem ersten Badeboot auf der Seine in Paris die Badekultur der Moderne. Es war das erste öffentliche, städtische Bad nach der Schließung der spätmittelalterlichen Badehäuser wegen Seuchengefahr im 16. Jahrhundert. (vgl. Schneider 2001, 11)

Erst wieder im 19. und 20. Jahrhundert entwickelten sich in den Heilbädern verschiedene Therapieformen.

2.2.3 **Die Entwicklung der modernen Wassertherapie**

Im 19. Jahrhundert entstand auch die deutsche Hydrotherapie. Der Autodidakt Vinzenz Prießnitz hatte sich um 1816 selbst mit einer Anwendung kalten Wassers geheilt und wurde so bald zum „Wasserdoktor." Pfarrer Kneipp entwickelte ein paar Jahrzehnte später, aufbauend auf den Erfahrungen von Prießnitz und anderen seine „Kneippschen Güsse" und wurde mit dem Buch „Meine Wasserkur" von 1886 sehr populär. (vgl. Schneider 2004, 47)

Die Übungen der Wassertherapie sind den natürlichen Bewegungsmustern des Wassers entnommen, die als Wellen und spiralförmigen Schraubenbahnen in Erscheinung treten. Diese Bewegungsmuster und formenden Kräfte finden sich in Flussläufen, Röhren, aber auch in einem einfachen Gartenschlauch, der losgelassen in Schlangenlinien hin und her schlägt.

Waren die Wassertherapien bis ins 20.Jahrhundert vielfach Kaltwasserbehandlungen, gaben die ersten Wassertherapien aus der späten Selbsterfahrungsszene der 1980er-Jahre die Vorläufer der Wellnessbewegung ab.

Die Wassertherapiearten als solches lassen sich prinzipiell aus der Sicht der KlientInnen in die Unterscheidung aktive und passive Wassertherapieform unterscheiden.

In der aktiven Form bewegt sich der Klient aus eigener Kraft und Antrieb im Wasser. Er kann dadurch seine Beweglichkeit sowie seinen Muskelkörper infolge des Auftriebs ohne Gravitationsbelastung präventiv oder rehabilitativ mobilisieren, trainieren, beziehungsweise therapieren. Dabei kann der Wasserwiderstand für einzelne Bewegungsabläufe gezielt eingesetzt werden. Zu dieser aktiven Kategorie von Wassertherapien gehören diverse Sportarten wie Schwimmen, Aquafitness etc. sowie gezielte physiotherapeutische Übungen im Gehbad.

In der passiven Wassertherapie wird die passive KlientIn aktiv durch eine TherapeutIn gehalten, bewegt oder massiert. Diese Form der Wassertherapie ist umso wirksamer, je besser sich die KlientIn entspannen kann. Dazu sind jedoch Wassertemperaturen von mindestens 34°C erforderlich. Die passive Wassertherapie kann ebenfalls präventiv oder rehabilitativ eingesetzt werden, zum Beispiel in der Geburtsvorbereitung, bei neurologischen Verletzungen oder psychischen Störungen wie etwa nach Traumen.

Dahlke schreibt in seinem Buch „Die Leichtigkeit des Schwebens" über die große Sehnsucht des Menschen nach dem Gefühl von Fliegen, Schweben und Abheben. Eine Möglichkeit dieses Schwebens, diese Losgelöstheit von Körper und dem ewigen Traum des Menschen von Freiheit zu erleben, ist die Aquatische Körperarbeit in der passiven Form.

Womit der Faszination des Menschen, seinen Körper hinter sich zu lassen, sich körperlos zu fühlen, den Leib mit seinen Zwängen zu vergessen und auf diese Weise zurückzukehren in den Zustand der völligen Ungebundenheit des Anfangs, entgegengekommen werden kann. (vgl. Dahlke 2003, 27ff)

2.2.3.1 *Arten von Wassertherapien*

Obwohl etliche Wassertherapie-Verfahren unabhängig voneinander entstanden sind, gibt es eine Reihe von Ähnlichkeiten und fließenden Übergängen zwischen den verschiedenen Verfahren. (vgl. Olschewski 1997, 123ff) Diese Arbeit wird sich hauptsächlich auf Watsu® und Wata® beziehen.

Wassershiatsu – Watsu® [1]

Das von Harold Dull entwickelte Wassershiatsu-Verfahren beruht auf der Idee, die Shiatsu-Behandlung, also jene sanfte japanische Fingerdruckmassage, im Wasser durchzuführen. Harold Dull entdeckte, dass er selbst im warmen Wasser wesentlich entspannter behandeln konnte als an Land. Die Erfahrenden waren dabei eher in der Lage loszulassen und sich der Massage hinzugeben. Der Körper der Erfahrenden konnte sanfter als bei der klassischen Behandlung gedreht und für die Massagegriffe von allen Seiten erreicht werden. Die im Shiatsu enthaltenen Dehnübungen werden von der BehandlerIn an der PatientIn – und nicht aktiv selbst von der PatientIn – durchgeführt.

Wasser Tanzen, Wata®

Aman Peter Schröter und Arjana Claudia Brunschwiler, Schüler von Harold Dull, dem Begründer von Wassershiatsu, haben das Wassertanzen als Therapieform entwickelt.

Wassertanzen ist eine dynamische und tänzerische Form der Aquatischen Körperarbeit über und unter Wasser. Beim Wassertanzen werden die KlientInnen, mit einer Nasenklemme versehen, unter Wasser in die schwerelose Dreidimensionalität geführt. Der Körper wird in eine wellenförmige Bewegung gebracht, wobei sich Über- und Unterwassersequenzen rhythmisch und klientenbezogen abwechseln. Die dreidimensionalen Bewegungen können das kinästhetische Erinnerungsvermögen wachrufen. Zusammen mit der intensiveren Atmung und dem Atemstopp verstärkt sich das Körperempfinden. Die KlientIn kann unter Wasser in tiefste meditative Entspannungszustände eintauchen. Diese und die Verschiebungen des Raum-Zeit-Gefühls können ebenso erlebt werden wie Regressionen und alte Verletzungen, die dann in geschütztem Rahmen im persönlichen Gespräch aufgearbeitet werden.

---

[1] Trotz intensiver Recherchen gestaltete sich der Literaturzugang zum Thema Wassershiatsu an den Universitätsbibliotheken in Krems und Wien als schwierig. Es konnten nur drei Bücher zum Thema und keine E- Journals gefunden werden, weshalb auf wissenschaftliche Publikationen im weitesten Sinne verzichtet werden musste.

„Wasser Tanzen bringt nicht nur die Herausforderung des wässrigen Elements mit sich, sondern auch die der Nähe.“ (Aman Schröter, Arjana Brunschwiler 1997, 45) Wer sich einem Anderen in die Arme legt, um von ihm im Wasser gehalten zu werden, muss Vertrauen aufbringen. Im Gespräch vor der Wata®-Anwendung werden die Bedingungen abgesteckt, in dem die Begegnung stattfindet. Dabei ist es wichtig, einen bestimmten Zeitrahmen auszumachen und zu vereinbaren, dass die KlientIn aufkommende Gefühle ausdrückt und die Grenzen dort zieht, wo es nötig scheint. Ein solches Gespräch findet zwischen Erwachsenen statt. „Der Schritt ins Wasser führt aber häufig in eine Regression“ (ibid.) Bei der KlientIn tritt die Gefühlswelt in den Vordergrund mit neuen Körperempfindungen (siehe. Kap. 2.1.5 Kinästhetik und 4.2.4. Regression).

2.2.3.2 *Aquatische Körperarbeit – WASSERSHIATSU®*

It was said in Egypt that water is given the soul as
compensation for taking on a bodily form. In water
our bodies find the freedom the soul has lost. Watsu®
is the continuing exploration of that freedom.
Harold Dull (2008, 11)

Wassershiatsu ist eine Körpertherapie im 35 - 36° warmem Wasser, die seit 1980 von Harold Dull aus dem Zen-Shiatsu entwickelt wurde. Harold Dull leitete im kalifornischen Harbin Hot Springs eine Schule für Shiatsu und Massage.

Wassershiatsu entspannt und befreit den Bewegungsapparat mehr als traditionelle Hydrotherapien oder Massage. Luis G. Vargas beschreibt die Wirkungen von Watsu® folgendermaßen: „The benefits derived from the clinical application of Watsu® in aquatic therapy are linked to the integration of passive stretches to the soft, myofascial, and connective tissue as well as the passive articular maneuvers that biomechanically characterize the Watsu-movements.“ (Luis G. Vargas 2004, 105)

Es löst Blockaden in Körper, Seele und Geist. Durch sanftes und fachgerechtes Dehnen, Drehen, Strecken, Schütteln und durch Meridianbehandlungen sowie

Mobilisierung von Gelenken und Massage werden die Muskeln gelockert und gestärkt, die Organe reflektorisch gestärkt, wird die Beweglichkeit verbessert und der Bewegungsradius der Gelenke erweitert. Die Wirbelsäule, im Wasser vom Körpergewicht entlastet, kann in einer Weise bewegt werden, wie es an Land unmöglich ist. Durch rhythmische, harmonische, fließende Bewegungen werden alte Halte- und Bewegungsmuster aufgelöst, die Atmung vertieft sich, und der Atemrhythmus wird reguliert.

Das Körpergefühl und speziell die kinästhetische Wahrnehmung verändert sich, ein gesteigertes Körperbewusstsein ist die Folge. Die Bewegungen des aktiven Partners sind dem Tai Chi ähnlich: Tänzerisch wird der passive Partner bewegt, wobei Spiralen, Bögen, Halbkreis, Pendel, Wellen und Kreisbewegungen initiiert werden.

Harold Dull nannte die von ihm entwickelten Bewegungsabläufe „Transition Flow“ und „Expanded Flow.“ Damit schuf er Strukturen, an die sich Praktizierende halten können, um inmitten all des Konturlosen des Elements Wasser nicht völlig zu verschwimmen. Beide „Flows“ bestehen aus einer Abfolge von Griffen und Bewegungen, mit denen die Praktizierende aktiv, und die Watsu®-KlientIn, passiv massiert, gedehnt, bewegt wird. Die Wassershiatsu-Bewegungsabläufe beginnen immer mit dem Wiegen des Partners, den der Aktive in seinen Armen hält. Einen Arm legt er/sie unter den Nacken der PartnerIn (oder KlientIn), den anderen unter sein/ihr Knie; so kann der/die Aktive die Nase der PartnerIn immer im langsamen Rhythmus des Atems über Wasser halten.

Der passive Partner lässt alle Bewegungen zu; er gibt sich einfach dem Wasser, den Bewegungen und den Armen hin, die ihn halten und tragen. Wer das zum ersten Mal erlebt, ist nach einer solchen Einheit meist wie aus tiefem Schlaf erwachend, still und entspannt, geradezu glückselig. Um langsam und ohne Schock in den Normalzustand des Landbewohners zurückzukehren, führt Harold Dull seine Klienten nach einer solchen Erfahrung behutsam an den Beckenrand und lässt sie auf ungemein liebevolle Weise allmählich wieder mit dem festen Erdelement Kontakt aufnehmen. Dabei achtet Harold Dull darauf, nicht in einer Umarmung zu enden, die dann erst wieder getrennt werden müsste, sondern mit Blickkontakt in einer gewissen Distanz zu seiner PartnerIn oder KlientIn: Aus der tiefen Verbindlichkeit der Wassersession soll der Mensch wieder ins aufrechte Alleinsein treten, frei und ganz für sich.

Neben dem sehr behutsamen Umgang mit dem Anfang und dem Ende der Wassershiatsubehandlung gehören die Dehnungen und Streckungen und diverse Akkupunkturgriffe zu den meist gestaltgebenden Elementen. Könnern gelingen die Übergänge von einer Position zur anderen fließend wie ein sanft dahin strömender Wasserlauf.

„In einfühlsamer Weise wird auf den Klienten eingegangen, da durch starke körperliche Nähe alte Kindheitserinnerungen oder andere stark emotionell besetzte Situationen reflektiert werden können. Durch die körperliche und seelische Nähe ist es möglich, den Raum des inneren Kindes zu betreten, die tiefe Wunde des Getrenntseins zu heilen, um über den Weg der wiederbelebten Mutter-Kind-Einheit mit allem Sein zu erfahren." (Schröter, Brunschwiler 1996, 153)

„Wassershiatsu ist eine Körpertherapie, welche die Seele nährt und Urvertrauen wachsen lässt. Dies wird ermöglicht, indem der Praktizierende einen geschützten Raum anbietet, in dem alle freigesetzten Gefühle auch ausgedrückt werden dürfen. Wassershiatsu® hilft, die Angst vor dem Wasser abzubauen sowie mit anderen Ängsten zu arbeiten. Ein wesentliches Prinzip des Zen-Shiatsu gilt auch hier: mit dem andern sein, nicht etwas tun."(ibid.)

„For many people the fact they have not been held by anyone in their adult life the way they were held as child has left a deep craving. Many deny a need exists. In Watsu®, as that need is fulfilled, it comes into awareness and can be accepted. The strength and healing the child drew from that source are again available in his or her life. This should not be confused with ‚regression'. It is the absence of regression, it is the not having to become a baby to find that source, it is the being able to find that nurturing in the here and now, which gives the experience such power." (Harold Dull 1993, 69) It is not regression but creation, the power to create in one's own life a wholeness between the past and the present. (ibid.)

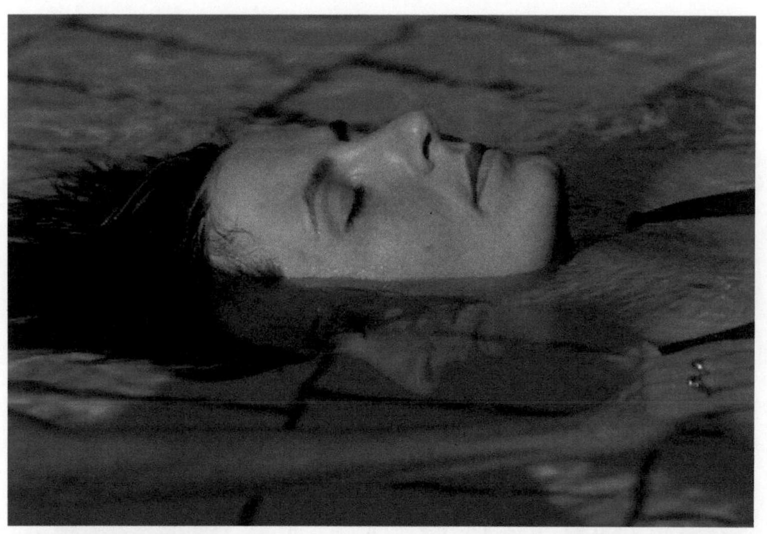

Abb. 7 und 8 aus: www.Watsu.at

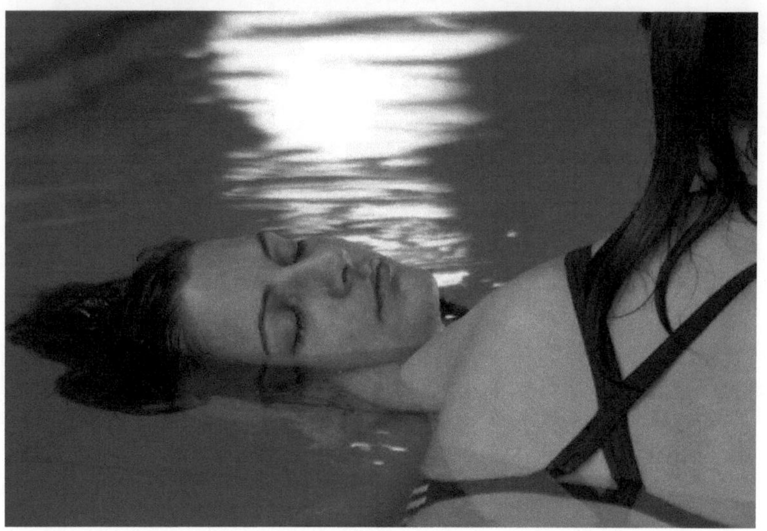

Abb. 9 zeigt einen Bewegungsablauf bei einer Wassershiatsu-Anwendung. Die KlientIn wird unter der Schulter oder unter dem Nacken und den Knien gehalten.

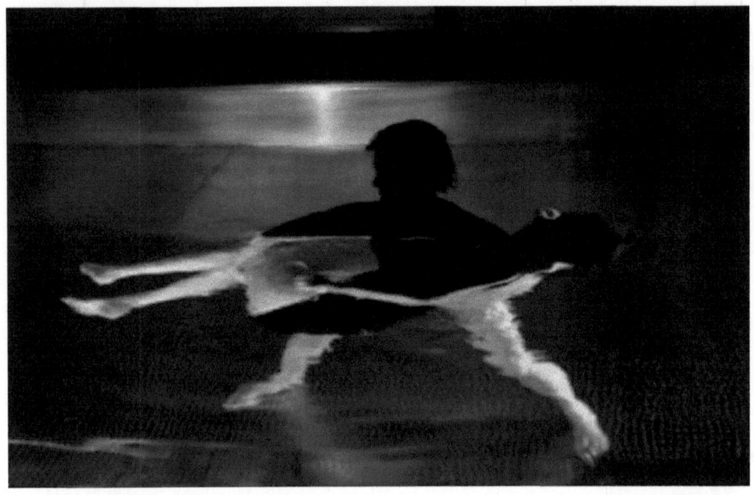

2.2.3.3 *Elemente der aquatischen Körperarbeit*

Harold Dull beschreibt vier Stimmungen, die eine Wassershiatsubehandlung charakterisieren:

1) ***Den Wasser-Atem-Tanz***: Dabei stehen sich Praktizierende und KlientIn im Wasser gegenüber und halten sich leicht an den Händen. Beide tauchen bis zum Hals ins Wasser ein und lauschen dem Atem des jeweils anderen. Sie vertrauen sich dem Wasser an und lassen sich von ihrem Atemrhythmus bewegen. Harold Dull beschreibt den Wasser-Atem-Tanz als eine mit dem Atem verbundene Umarmung des Herzens. Dieser äußerst behutsamen Begrüßung der WasserpartnerIn folgt dann das Aufnehmen in die Arme der Praktizierenden.
2) Eine Reihenfolge verschiedener ***Figuren des Basic oder Expanded Flow:*** Das ist eine Vielzahl von Figuren, bei der die erfahrende Person jeweils unter dem Nacken und den Knien, der Schulter oder unter der Hüfte abgestützt werden kann. Jede Figur hat ein anderes Gelenk, einen Meridian oder Bewegungsablauf bzw. eine andere Bewegungsintensität zum Inhalt.
3) Bei der ***kreativen Erforschung*** findet die BegleiterIn die individuelle Reaktion, Befindlichkeit oder auch nur den Bewegungsradius eines Gelenks seiner KlientIn in einer Position/Figur heraus und experimentiert damit.
4) Beim ***Freien Fluss*** kann es vorkommen, dass man sich in einer völlig neuen Position wiederfindet. Oft resultiert er aus dem genauen Verfolgen dessen, was sich durch den Körper der Empfangenden ausdrückt.

   Der Abschluss: Am Beckenrand wird die erfahrende Person wieder behutsam in eine senkrechte Position gebracht und durch sanfte Berührungen zurückgeleitet.

In dem Vorgespräch wird eine Anamnese erhoben bzw. etwaige Kontraindikationen abgeklärt und das Ziel für die Wassershiatsubehandlung erfragt.

In einem möglichen Nachgespräch kann die KlientIn sich zu ihren Erfahrungen und Erlebnissen äußern und diese, so gewollt, aufarbeiten. Dies ist aber nicht zwingend.

2.2.3.4 *Allgemeine Wirkungen und Erfahrungen physisch und psychisch*

Im physischen Bereich fühlt sich der Mensch dann am Wohlsten, wenn die äußeren Bedingungen der Temperatur unseres Körpers entsprechen. Die ideale Temperatur für Watsu® liegt bei 35° – 36 °C, da der Körper durch den aktivierten Stoffwechsel etwas an Wärme an das Wasser abgibt. Bei dieser Temperatur kann der Mensch optimal entspannen. Wenn ein Mensch an Land eine Lufttemperatur zwischen 20° und 25°C, je nach Feuchtigkeitsgehalt der Luft, als angenehm empfindet, so ist es im Wasser zwischen 34° bis 36°C. Die Wärme verursacht ein Öffnen der peripheren Blutgefäße, was zu einer Blutdrucksenkung führt. Die Muskulatur entspannt sich und das Bindegewebe wird dehnbarer. Im Vergleich zur körperneutralen Wassertemperatur wirkt eine zu niedere Wassertemperatur (also unter 34°C) anregend auf den Organismus. Der Stoffwechsel wird angeregt und die Blutgefäße werden eng gestellt, wodurch der arterielle Blutdruck steigt. Dies ist für eine Watsu®-Behandlung ungünstig.

„In general, the therapeutic use of water can produce local or systemic biophysical effects that depend heavily on temperature and exposure. The higher the temperature, the more intense the effect.“ (Vargas 2004, 6)

Des Weiteren wirkt sanfter Wasserwiderstand, der hydrostatische Druck, entspannend auf den Körper. Befindet sich ein Körper nahe der Wasseroberfläche, so nimmt dieser das Gewicht des Wassers kaum wahr, da es von allen Seiten gleich auf den Körper einwirkt. Dennoch zeigen sich deutliche Auswirkungen des hydrostatischen Drucks auf den menschlichen Organismus. Das oberflächliche System wird komprimiert, wodurch eine Blutmengenverschiebung zum Körperstamm geschieht. Es werden ungefähr 700cm^3 Blut aus den Extremitäten und den Abdominalgefäßen in die großen Adern des Thorax und in das Herz befördert, wenn der Körper bis zum Hals im Wasser ist. Die rechte Herzkammer erfährt eine verstärkte Vordehnung und es kommt zu einem höheren Schlagvolumen des Herzens. Da die zu erbringende körperliche Leistung der KlientIn während der Behandlung sehr gering ist, führt das erhöhte Schlagvolumen zu einer deutlichen Bradykardie der Herzfrequenz. Der systemisch vaskuläre Widerstand fällt drastisch und hat eine Auswirkung auf die Zirkulation in den Muskeln, die mehrfach ansteigt. Dieser sogenannte Tauchreflex, der bei der Aquatischen

Körperarbeit zu einer besseren Pumpökonomie des Herzens führt, unterstützt in der Watsu® Therapie auf physiologische Weise ideal die Tiefenentspannung. (vgl. Bergler 2008, 25)

Ein weiterer entscheidender Faktor bei der Wirkweise des hydrostatischen Drucks ist die verbesserte Viskosität des Blutes. Durch eine vermehrte Zuführung der interstitiellen Flüssigkeit verdünnt sich das Blut. (vgl. Vargas 2004, 9)

Natriurese, Kaliurese und Diurese werden beim Eintauchen in warmes Wasser stimuliert.

Auch die Atmung wird unter dem hydrostatischen Druck beeinflusst. Der Brustkorb erfährt eine Kompression, wodurch wiederum das Zwerchfell kopfwärts geschoben und somit das Lungenvolumen verringert wird. Dadurch werden mehr Bereiche der Lunge entlüftet. Die Verteilung der eingeatmeten Luft erfolgt gleichmäßiger. Durch die Kompression muss die Einatemmuskulatur mehr Arbeit leisten und wird somit gekräftigt. (Andreas Engelen, 2006, 38)

„Der sowjetische Wissenschaftler, Dr. Tcharkovsky, der wissenschaftliche Pionierarbeit auf dem Gebiet der Wassergeburt geleistet hat, hat erwiesen, dass der Sauerstoffbedarf des Körpers in nahezu schwerelosen Zustand enorm gesenkt ist." (Alexander Georgeakopoulos 2010, Internet) Dies beschleunigt das Wachstum ungeborener Babys. Übertragen auf Wassershiatsu bedeutet dies, dass sich die Atemfrequenz reduziert und sich der Anreiz für einen ruhigen, meditativen Zustand erhöht. (vgl. IAKA Austria 2006, 9)

„Die bekannteste Wirkung des Wassers auf einen darin befindlichen Körper ist das archimedische Prinzip. Dabei verliert ein Körper so viel an Gewicht, wie die von ihm verdrängte Wassermenge wiegt. Der sogenannte Auftrieb erlaubt es einem Menschen im Wasser überhaupt, unbelastet tragen zu können." (Marianne Schulz 1999, 18)

Der Einfluss der Schwerkraft nimmt also im Wasser durch die entgegenwirkende Auftriebskraft ab. Bei zunehmendem Mineral- und Solegehalt des Wassers verstärkt sich dieser Effekt. „Wenn die Leichtigkeit sich ausdehnt, wird sie zur Schwerelosigkeit. Schwerelosigkeit plus Bewegung ist gleich Fliegen." (Georeakopulos 2010, www.aquaticwritings.tripod.com, Internet 6. 5. 2010)

Im Wasser reduziert sich das Körpergewicht auf 70-80 %. Dies erlaubt den Praktizierenden auch schwere, in der Bewegung eingeschränkte KlientInnen ohne Mühe im Wasser zu bewegen. Durch gezielte Massagegriffe, Dehnungen und Mobilisation der Gelenke wird der Bewegungsradius erweitert. Die Abnahme der Schwerkraft wirkt sich entspannend auf das Skelett, die Muskulatur, Bänder und das Nervengewebe aus. Die Wirbelsäule, einschließlich der angrenzenden Gelenke (Rippen-Wirbel-Gelenke, Schultergürtel und das Becken) werden, begünstigt durch den zusätzlich verringerten Bedarf der Muskulatur an Sauerstoff und dem reduzierten Muskelstoffwechsel, beweglicher. Die Brustwirbelsäulen-Rotation, eine häufig eingeschränkte Bewegungsfunktion der Brustwirbelsäule, wird dadurch erleichtert. (vgl. IAKA Austria 2006, 10f)

Die Wirbelsäule kann in einer Weise bewegt werden, wie dies an Land kaum möglich ist. Die Atmung wird vertieft; Stress, Ängste und Blockaden können abgebaut werden.

„Aquatische Körperarbeit eignet sich zur Reduktion von Schmerzen verschiedensten Ursprungs, zur Entlastung der Wirbelsäule, Entspannung der Muskulatur und zur Mobilisation der Gelenke." (Vargas 2004, 106)

Bei der Aquatischen Körperarbeit kommen viele Antworten aus der Stille. Durch die Entspannung im körperwarmen Wasser und durch das Getragen-, Bewegt- und Massiertwerden durch die Praktizierenden, können sich alte Verhaltensmuster lösen.

Die Patientin, 38 Jahre alt, ist seit zwei Jahren verheiratet. Sie kommt ohne Einweisung zur wiederholten stationären Aufnahme. Als Diagnose wir eine Somatische Belastungsstörung festgestellt (F 43.1). Es gibt mehrere innerpsychische Konflikte, die sie zu lösen hat. Es gibt eine PTBS (Posttraumatische Belastungsstörung). Da waren einige Missbrauchserfahrungen, auch Vergewaltigungen im jungen Erwachsenenalter. Die Missbrauchserlebnisse sind nicht genau abgeklärt. Wenn sie in einem Zustand von extremer Agitiertheit war, dann „gingen Gesprächstherapien gar nicht und Watsu® ging von Anfang an."(Zit. behandelnde. TherapeutIn) Sie hat es dann einfach als beruhigend, Halt gebend, entspannend geschildert. Vom Körperempfinden her hat sich das als weniger Druck auf die Brust und das Herz ausgewirkt. Das Herzrasen war eines ihrer Symptome. Das konnte sich durch Watsu® verringern. Das Herzklopfen löste sich dann auf. Es ist zwar trotzdem immer wieder gekommen. z. B., wenn ihr Mann zu Besuch kam, dann war der Konflikt wieder da. Immer nach der Watsubehandlung war die körperliche Befindlichkeit eindeutig besser. Die körperliche

Entspannung war nach der Watsubehandlung eindeutig da. Es war eines ihrer Hauptprobleme aufgrund ihrer sexuellen Missbrauchserfahrungen, dass Berührung mit ihrem Mann überhaupt nicht möglich war. Sie war in ihrer Sexualität schwer beeinträchtigt. Das war ein Haupttrennungsgrund. Da ist Watsu® ein wichtiger Baustein bei der Wiedererlangung eines halbwegs adäquaten Sexuallebens. Natürlich in Kombination mit Gesprächstherapien. Nach mehreren stationären Aufenthalten ist die Patientin heute – ambulant begleitet – in der Lage, ihre Ehe fortzuführen.

Aquatische Körperarbeit bietet sich als besondere Art von meditativer Entspannung und Psychohygiene an.

„*'The Book of Tea'*, ein wunderschön geschriebener Essay, der 1906 von Kakuo Okakura verfasst wurde, befaßt sich eingehend mit der Geschichte der Teezeremonie, einer weiteren japanischen Tradition des Zen. Dieses Buch erweitert unser Verständnis für das Wesen von Watsu®. Eine Teezeremonie und eine Watsu-Session haben sehr viel gemeinsam. Sie sind der unterschiedliche Ausdruck der gleichen unsichtbaren Quelle. Erlaubt mir, euch meine Sichtweise anhand einer Teezeremonie darzulegen. Stellen wir uns zwei Gäste vor, die zu einer Teezeremonie mit dem Meister eingeladen sind. Sie folgen einem abgelegenen Pfad und lassen dadurch die Welt und die damit verbundene Ruhelosigkeit hinter sich. Während sie auf die Aufforderung warten, das rustikale Haus betreten zu dürfen, reinigen sie ihre Hände. Als sie in Demut geneigt durch den niedrigen Gang eintreten, stellen sie fest, dass der Meister eine einzige Blume in einer Vase auf den Altar gestellt hat. Der Meister tritt ein und sie beginnen ihre Zeremonie, untermalt von der subtilen berauschenden Wirkung des Tees. Die ganze Welt reduziert sich auf einen winzigen Kern, auf einen leeren Raum, der doch dem Herzen Platz genug bietet, sich auszubreiten, zu heilen und sich auszuruhen." (Georgeakopoulos 2010, www.aquaticwritings.tripod.com, Internet 6. 5. 2010)

Weiters gibt es eine kinästhetische Komponente, welche in der Literatur kaum Beachtung findet. (siehe Kapitel 2.1.5.) Bewegungen und Gesten sind die ersten willentlichen Handlungen des Kindes im Mutterleib und des Neugeborenen. Wenn das Baby strampelt, bekommt es meist eine liebevolle und berührende Antwort. Unser Körper trägt möglicherweise genau dasselbe Potenzial zu einer positiven Selbsterfahrung aus einer Reaktion der Umwelt auf eine Bewegung, genauso, wie sich die Erfahrung nach der Berührung einer heißen Herdplatte im Körper festsetzt. Der Mensch verfügt über drei Systeme für das Aussenden von Signalen: ein optisches, ein akustisches und ein muskuläres System. Während einer Wasserbehandlung kann der/die Watsu®-Praktizierende (oder auch Watsu®-PractitionerIn, Wassershiatsu-TherapeutIn genannt) der KlientIn in subtilen Veränderungen der Geschwindigkeit und der Kraft der Bewegungen kinästhetisch widerspiegeln, was er/sie an der KlientIn wahrnimmt. Auf diese Weise behandelt zu werden, kann der empfangenden Person das tiefe Gefühl geben, von der Welt einfach so akzeptiert zu werden, wie sie ist. Auf einer tiefen Zellebene lernt und akzeptiert der Körper, dass er genau gespiegelt wird.

Die Effektivität dieses Prozesses wird dadurch bestimmt, wie deutlich der/die Gebende die subtilen Zeichen der KlientIn lesen kann. Wenn ein/e Watsu®-Praktizierende/r sich auf diese Details einstimmen kann, entsteht ein kraftvoller Prozess des kinästhetischen Widerspiegelns.

David Sawyer beschreibt in „Birthing the Self" Auswirkungen der Aquatischen Körperarbeit auf die Zellatmung und das Zellbewusstsein. So befindet sich eine gesunde Zelle in einem fortlaufenden Anpassungsprozess mit der Umwelt, indem sich Nährstoffe und ausgeschiedene Giftstoffe durch die Zellmembran hin- und herbewegen. Hydrostatischer Druck führt zur Homöostase. Dieser dynamische Prozess wird „Zellatmung" genannt. In der Homöostase ist jede Zelle ausgewogen und vollständig.

„Bei einer Wassershiatsubehandlung wird der Zustand der Zellatmung sehr leicht erreicht. Das warme Wasser erlaubt der Muskelfaszie, dem Nervensystem und den anderen intelligenten Körpersystemen sich zu entspannen und reduziert somit die Spannung auf die Zellmembranen. Da diese intelligenteren Systeme entspannen, kommt eine primitivere und elementarere Lebenserfahrung zum Vorschein. Die Schwerelosigkeit im Wasser unterstützt die Zellen auf homöostatische Weise. Ob als Kind im Mutterleib oder als Spezies an sich – wir kommen aus dem Wasser und dies ist auch das Element, in dem sich die Struktur der Zellen ursprünglich entwickelt hat. Nach den Wassersitzungen erzählen die Menschen oft, dass sie sich an das Leben im Wasser ‚erinnern' und es auch so empfunden haben. Oft sind solche Eindrücke, begleitet von dem Gefühl des Göttlichen, und dem Gefühl zu lieben und geliebt zu werden." (David Sawyer 1999, 11)

„Aus einer pränatalen Perspektive lässt die Zellatmung vielleicht Erinnerungen an unser Sein als Samen, als Eizelle und oder die Phase nach der Empfängnis, als wir einfache Zellorganismen waren, nicht zu. Ein psychologischer Aspekt, der mit dieser Zeit in Verbindung steht, ist der des tiefen Verlangens nach der spirituellen Welt. Diese Verbindung wieder zu wecken, bringt tiefe Freude im Herzen, kann aber auch genauso von einem tiefen Empfinden des Verlusts und der Trauer begleitet sein. Viele Menschen spüren eine existenzielle Frustration, weil sie ihr Leben nicht aus diesem Ort der Schönheit und des Geistes heraus leben können, sie bekommen ‚göttliches Heimweh'." (ibid.) Dieser Schmerz kann sich so früh entwickelt haben, dass es schwer fällt, ihm Ausdruck zu verleihen. Dennoch, wenn die Behandelnde diese Erfahrung widerspiegeln kann, ist sie oft sehr tief gehend für die KlientIn. „Wenn die Zellatmung richtig zum Ausdruck kommt, verbindet sie uns mit der Einheit des Lebens." (ibid.)

Im psychischen Bereich ist die Wirkung der Aquatischen Körperarbeit fast ebenso vielfältig wie die unzähligen Ursachen seelischer Probleme. Abgesehen von ein paar wenigen Kontraindikationen wie zum Beispiel einer akuten Psychose, eignet sich Watsu® bestens für Menschen auf der Suche nach Entspannung oder sogar einer prozessorientierten Begleitung. „Die Wassertherapie hat im Vergleich zu anderen Körperpsychotherapien den Vorteil, dass durch das Element Wasser sehr viele schützende, bergende, nährende und Sicherheit gebende Erfahrungen vermittelt werden." *(*Olschewski 1997, 50) „Watsu® can also be described as a ‚nurturing' approach. As such it can have potential emotional, psychological and spiritual effects on the receiver." (Vargas 2004, 88) „Der Klient kann im Wasser besser als bei anderen Therapieformen die – nach den Theorien Wilhelm Reichs und seiner Nachfolger – im Körper gespeicherte Ängste und Schmerzen loslassen und sich auf die zum Teil sehr belastenden Erinnerungen aus seiner Lebensgeschichte einlassen. Dies ist eine wichtige Voraussetzung zu deren Bearbeitung und dem Prozess der inneren Veränderung.*" (*Olschewski 1997, 50) Auch Werner Nater bescheinigt der Aquatischen Körperarbeit einen „überaus wichtigen Stellenwert im Gesundheitswesen im Bereich Psychiatrie/Psychotherapie aus der Zusammenarbeit mit einer Psychiatrischen Klinik." (Nater 2003, 35)

Als Prophylaxe kann die Aquatische Körperarbeit ein Gegengewicht zu Stressoren darstellen. Sie bietet Unterstützung bei Schlafstörungen, Burnout-Syndrom, Mobbing und anderen krankheitserregenden Umwelteinflüssen an.

KlientInnen schätzen es, eine Stunde nichts tun zu müssen, einfach vom Alltag abschalten und genießen zu können. Einzelne berichten, therapiemüde zu sein oder sie fühlen sich übertherapiert und sind froh, auf nonverbaler Ebene in sich gehen zu dürfen, ohne das Erlebte nachher erklären zu müssen. Sie schätzen es, die Augen zu schließen, die Kontrolle abgeben zu dürfen und zu genießen, zu entspannen und aufzutanken.

Aquatische Körperarbeit kann auch prozessorientierte Therapie sein. Viele Menschen sind durch ihre Biografie mit einem Defizit an Geborgenheit, Liebe, Frieden und innerer Ruhe belastet. Kontrolle abzugeben kann für diese Menschen schwierig sein.

KlientInnen, die bewusst einen persönlichen Prozess anstreben, wird eine psychologische/beratende/psychotherapeutische Begleitung empfohlen.

„Loslassen geschieht im körperwarmen Wasser behutsam und gelingt mit wachsendem Vertrauen von Sitzung zu Sitzung immer besser. Die körperliche Entspannung führt zu geistiger Entspannung. Wenn diese Ebene erreicht ist, gelingt auch die seelische Entspannung besser.“ (Walter Abry 2002, 6 cit. Netzwerk für Aquatische Körperarbeit/NAKA)

„Although the clinical relevance of Watsu® has not been fully established through scientific inquiry, outcomes described by therapists in case studies of patients with orthopedic and neurologic disorders seem to indicate that Watsu® can be potentially beneficial given the nature of the patient´s clinical problems.“ (Vargas 2004, 87)

Auch andere Autoren (Dong Koog No, Jae-Young et al. 2008, 974), (Miriam, Yeshayahu Hutzler et al. 2006, 933) betonen die positive Wirkung von Wassertherapien als klinische Therapien, unterstreichen jedoch, dass weitere große Feldstudien nötig wären um diese Aussagen zu überprüfen.

Basierend auf klinischen Ergebnissen beschreibt Vargas (2004, 88) die physiologischen Effekte von Watsu®: "Improvement of circulation, Decrease in muscle fatigue, Decrease in muscle tone, Increase in range of motion, Increase in spine or joint flexibility, Improvement in tidal volume, Improvement in postural alignment, Resolution of muscle spasm, Decrease in tension and stress, Improvement in sleep patterns."

„Finally the arthrokinematic effects of Watsu® must be stressed." (Vargas 2004, 106)

Zusammenfassend lassen sich die Wirkungen und Effekte wie folgt darstellen:

Wirkungen auf das Gefäß-System: (Bergler 2007, 61ff)

- Verbesserungen des venösen und lymphatischen Rückflusses (entwässernd und abschwellend)
- Verbesserung der Blutviskosität (Fließfähigkeit)
- Herabsetzung des peripheren Widerstandes, dadurch bessere Durchblutung von Haut, Muskeln und Bindegewebe.
- Zelluläre Stoffwechselaktivierung
- Verstärkte Nierendurchblutung und Harnausscheidung (damit auch Mineralverluste)
- Verringerung des Blutdruckes und der Herzfrequenz

Wirkungen auf den Bewegungsapparat und das Nervensystem:

- Verbesserung des Atemmusters, da das Einatmen gegen den Wasserwiderstand erfolgt und das Ausatmen unterstützt wird
- Herabsetzung des Residualvolumens
- Verringerte Abwehrspannung der Muskulatur
- Abnahme der Haltearbeit des gesamten Körpers
- Zunahme an Beweglichkeit
- Bindegewebe wird dehnbar
- Verlängerung der Wirbelsäule um zwei cm durch Flüssigkeitsaufnahme der Bandscheiben
- Reduktion des Druckes auf die Nervenaustrittsstellen
- Ökonomisierung der Gelenksbewegung
- Erweiterung des Bewegungsradius
- Verbesserung der Körperkoordination und Haltung

- Intensivierung des vegetativen (parasympathischen) Prozesses
- Spontane Körperreaktion auf vorgegebene Bewegungsmuster
- Verbesserung der Nervenleitfähigkeit durch Abnahme der Muskelspannung
- Analgetische und antiphlogistische Wirkung, besonders bei chronischen Erkrankungen

Wirkungen auf die Psyche:

- Psychische Entspannung
- Erreichung einer situationsadäquaten Spannung im Alltag
- Entwicklung einer entspannten und gelassenen inneren Grundhaltung
- Verbesserung psychischer Verarbeitung und Entwicklung von Bewältigungsstrategien
- Angstreduktion
- Stressbewältigung (warmes Wasser, Berührung, Kontakt)
- Erreichung von Alphaentspannungszuständen

2.2.3.5 *Medizinische Kontraindikationen für die Aquatische Körperarbeit*

Augen

- Akute, infektiöse Augenentzündungen
- Patienten nach Augenoperationen (acht bis zehn Wochen warten oder nach Absprache mit der ÄrztIn)
- Kontaktlinsen besser entfernen

Hals Nase Ohren

- Angina
- Starke Sinusitis, Nebenhöhlenentzündung
- Akute Otitis, Trommelfellperforationen, Ohrenempfindlichkeit
- Frische chirurgische Eingriffe im HNO-Bereich

Schädel

- Patienten nach Schädel-Hirn-Trauma
- Epilepsie

Halswirbel

- Schleudertrauma
- Fortgeschrittene Polyarthritis
- Frische Verletzungen, verschobene Wirbelkörper

Wirbelsäule

- Akute Schmerzen und Verletzungen
- Chronische Beschwerden

Schultern

- Habituelle Schulterluxation
- Frische chirurgische Eingriffe

Brustraum

- Lungenentzündung
- Herzpatienten – unbedingt mit ärztlicher Abklärung bei Angina pectoris, Infarkt, Herzschrittmachern, Insuffizienz etc.
- Bluthochdruck mit Grenzwerten und medikamentös behandelt
- Niedriger Blutdruck in Behandlung, Ohnmachtsanfälle etc.
- Starke Kreislauferkrankungen

Bauchraum

- Akute Magen- und Darmerkrankungen
- Leberentzündung im infektiösen Stadium

Schwangerschaft

- Risikoschwangerschaften bedürfen ärztlicher Abklärung
- Nach der Geburt frühestens nach sechs bis acht Wochen

Genitalbereich

- Infekte, Pilzerkrankungen
- Nieren und Harnwegsinfekte

Untere Extremitäten

- Frische chirurgische Eingriffe
- Stark entzündete Krampfadern

- Bei Prothesenimplantationen
- Fußpilz

Haut

- Gürtelrose
- Offene Wunden

Psychische Erkrankungen

- Akute Psychose
- Borderline Syndrom

2.2.3.6 *Mögliche therapeutische Anwendungsgebiete der aquatischen Körperarbeit*

Durch das Getragensein im körperwarmen Wasser, in einer sicheren Umgebung, kann bei Klientinnen und Klienten tiefes Urvertrauen in sich selbst, Vertrauen in die Therapeutin oder den Therapeuten, sowie in die Menschen im Allgemeinen erstmals geweckt oder wieder entdeckt werden. Dies trägt entscheidend zur Heilung bei den nachfolgend beschriebenen speziellen Anwendungsbereichen bei: (vgl. Abry 2002, 6 cit. Netzwerk für Aquatische Körperarbeit/NAKA).

Prävention, Entspannung, Wellness

Eine Wassershiatsuanwendung bietet tiefe Entspannung für Körper, Geist und Seele sowie Entlastung von beruflichem und privatem Stress. Das dadurch gesteigerte körperliche Wohlbefinden führt zu besseren Leistungen; entspannt und flexibel kann man sich dem Alltag besser gewachsen fühlen. Wassertherapie eignet sich für alle Altersgruppen – von Kindern bis zu Seniorinnen und Senioren.

Psychosomatische Beschwerden

Wassershiatsu® ermöglicht das Eintauchen in einen Heilungsprozess, auch auf geistig-seelischer Ebene. Alte Verletzungen und Traumata können sich lösen. Dadurch gewinnen Klientinnen und Klienten erneut Vertrauen in sich selbst, ihre Einstellung dem Leben gegenüber wird positiver.

Schwangerschaft und Geburtsvorbereitung

Wassershiatsu und Schwangerschaft sind auf natürliche Weise miteinander verbunden. Wassershiatsu hat eine eindeutig lindernde Wirkung auf körperliche Schwangerschaftsbeschwerden. Außerdem werden die physiologischen Vorgänge im Körper, zum Beispiel das Ausschwemmen von Ödemen, unterstützt.

Sich im schwangeren Körper schön und beweglich zu fühlen und für eine Weile der Schwerkraft zu entkommen, ist für Frauen ein Genuss. Durch Entspannung und Zuwendung wird die innere Sicherheit unterstützt und aufgebaut. Die Erfahrung vom Getragen-, Gehalten- und Genährtwerden bringt Frauen in eine tiefe Verbindung mit ihren Kindern, die wiederum im Bauch der Mutter getragen, gehalten und genährt werden. „Sehnsüchte aus der eigenen Kindheit können aktiviert werden und ein ‚Rebonding' wird möglich. Die konkrete Vorbereitung auf die bevorstehende Geburt, die Auseinandersetzung mit den eigenen Wahrnehmungsmöglichkeiten und das Erkennen und Umsetzen der persönlichen Ressourcen können einen entscheidenden positiven Einfluss auf das Geburtserleben haben." (Claudia Bettenmann, Ursula Portmann 2003, 33)

Orthopädie

In Verbindung mit Physio- und Ergotherapie wird mit Wassershiatsu ein guter Behandlungserfolg erzielt. Muskuläre Dysbalance wird harmonisiert, Schonhaltungen werden langfristig abgebaut und der Bewegungsradius erweitert.

Schmerztherapie

Schmerz entsteht größtenteils durch Druck und Gewicht. Wassershiatsu kann mit kleinsten und präzisen Bewegungen und Dehnungen bis an die Schmerzgrenze gehen und damit den Bewegungsradius erweitern.

Neurologie

Durch den Aufenthalt im warmen Wasser und gezielte Mobilisation/Shiatsumassage wird Spastizität (hohe Muskelspannung) gelöst und Krämpfen und Kontrakturen vorgebeugt. In der Schwerelosigkeit können gesunde physiologische Bewegungsmuster (wieder)entdeckt und eingeübt werden. Dasselbe gilt auch für Lähmungen. Die Entspannung und sensorische Stimulation im Wasser und das

Vertrauen in die Therapeutin oder den Therapeuten ermöglichen ein besseres Körpergefühl, erweiterte Wahrnehmung und als Folge gesteigertes Selbstvertrauen.

Geistige/körperliche Behinderung

Oft stellen angeborene oder erworbene Behinderungen im Alltag eine starke Einschränkung der Bewegungsfreiheit und Ausdrucksmöglichkeit dar. Im Wasser besteht die Chance, den Körper verändert wahrzunehmen und zu erleben.

Pädiatrie

Psychomotorik-, Physio- und ErgotherapeutInnen können Aquatische Körperarbeit spielerisch mit anderen therapeutischen Anwendungen kombinieren und so den Muskeltonus senken und die gesamte Sensorik anregen, was zu einer verbesserten Integration führen kann.

Nähe und Distanz

Ohne große Nähe und direkte Berührung ist aquatische Wasserarbeit undenkbar. Die Praktizierende hält und berührt die erfahrende Person, da Massage und Akkupressur ohne Berührung unmöglich sind. Auch sind die schwingenden Bewegungen ohne Berührung und direkten Körperkontakt nicht möglich. Die erfahrende Person würde ohne die haltenden Arme der Watsu®-Praktizierenden untergehen, da sie mit Hilfe von Auftriebshilfen, so nötig, in einem „unter der Wasseroberfläche schwebenden" (diese Schwebeposition erlaubt die dreidimensionalen Bewegungen), aber keinen „an der Oberfläche schwimmenden" Zustand gehalten wird.

Mit geschlossenen Augen liegt die Erfahrende der BegleiterIn in den Armen und wird von ihm gewiegt wie ein kleines Kind. Das Gesicht entspannt sich im Idealfall und findet zurück zu ursprünglicher Schönheit, der Körper lässt sich zu ästhetischen Figuren und Schwüngen formen – „alle Zeichen deuten auf den Tanz zweier Liebender in vollendeter Übereinstimmung." (Schröter, Brunschwiler 1997, 47) Ein Liebesakt im körperwarmen Wasser, welche Vorstellung könnte näher liegen?

Bei der ersten Begegnung wird das Spektrum der möglichen Gefühlsreaktionen erklärt. „Da verschiedene bekannte und unbekannte Empfindungen, Bewegungen und Gefühle auftreten können, gilt es, all das so frei wie möglich zu erfahren. Es ist besser nicht zu kontrollieren und sich sämtlichen Gefühlen von Verlegenheit, Unsicherheit,

Traurigkeit über Angst, Scham, Wut und Ekel zu Freude, Ekstase, Lust und sexueller Erregung zu überlassen. Auch sexuelle Erregung und Lust haben hier einen Platz, und deshalb muss der/die Praktizierende darauf hinweisen, dass er/sie während und auch nach Abschluss der Anwendung keine sexuellen Kontakte zu der/dem Erfahrenden aufnehmen wird. (ibid.) Wie bei der sexuellen Vereinigung kann es bei Watsu® und Wata® zu einer Art Gleichklang der Körper, bis hin zu den wellenförmigen Bewegungen und Vibrationen ähnlich dem Orgasmusreflex, kommen. Was man sieht und hört, könnte leicht als sexueller Ausdruck missverstanden werden. „Hier ist es wichtig zu verstehen, dass es Lebensenergie ist, die den Körper ins Pulsieren und Vibrieren bringt, und dass sexuelle Erregung nicht notwendigerweise zu sexuellem Ausdruck führen muss." (ibid.) Bei aquatischer Körperarbeit bietet sich die Gelegenheit, sexuelle Energie als solche wahrzunehmen, sie zu genießen und in sie hinein zu entspannen, ohne sich dem Gegenüber zuzuwenden, um die Erregung mit ihm auszuagieren.

Eine transzendierende Erfahrung

Besonders Wata® bewirkt wie andere therapeutische Verfahren letztlich eine Entgrenzung hin zu bewusstem Mitschwingen in einem übergeordneten, größeren Ganzen, das als glücks- und ekstaseähnlich erfahren wird. Von diesem Glück im Wasser nach einer Anwendung berichtet Strephon Kaplan-Wiliams: „Die transzendierende Erfahrung unter Wasser liegt jenseits aller Beschreibungen. Ich fühlte mich dort so zu Hause, freischwebend und derart verbunden mit allem, dass es eine Unterbrechung war, zur Oberfläche zurückgebracht zu werden. ... Statt dem Druck nach einem neuen Atemzug nachzugeben, ließ ich einfach los und entspannte mich noch weiter – oder aber ich war schon so entspannt und offen, dass nichts mehr wichtig schien. Im Wasser sind wir nur einen Atem weit weg von Tod, vom Ertrinken und doch auch nur einen Atem weit weg vom Paradies – ein großartiger transzendenter Zustand äußerster Freiheit!" (Schröter, Brunschwiler 1997, 49 cit. Kaplan-Wiliams)

Nachnährung

„Kindliche Bedürfnisse bestehen in Erwartung auf Erfüllung unbegrenzt lange weiter und können daher in jedem Alter erfüllt werden", sagt die amerikanische Ethnologin Jean Liedloff. „Es scheint mir, daß die ganz frühen und formenden Erfahrungen, die in der Zeit entbehrt wurden, als das Kind hätte getragen werden sollen, auch noch im späteren Leben vermittelt werden könnten, wenn man geeignete Wege hierfür fände." (Liedloff 2009, 46)

Kinder, die aufgrund von frühkindlichen Hirnschädigungen (mit Sprachstörungen oder Ähnlichem) nicht gekrabbelt sind, können ihre verbalen und motorischen Fähigkeiten verbessern, wenn sie das versäumte Robben und Krabbeln systematisch und regelmäßig nachholen. Und wie ist es mit dem Getragenwerden? Um einem großen Kind oder gar einem Erwachsenen diese Erfahrung wieder zu vermitteln, wäre es nötig sich Wege auszudenken, die alle frühen Erfahrungen beinhalten: Bewegt sein, Anregungen und Sinnesreize von außen, den Herzschlag der Mutter, die Stimme, Wärme der Haut und so fort. „Weiterhin", sagt Jean Liedloff, „könne es wichtig sein, dass sich der Bewußtseinszustand des Betreffenden dem eines Säuglings wieder angleicht und dieser Zustand könne erreicht werden, wenn man ihm Meditation nahebringen würde." Sie wünscht sich im Sinne einer kontinuum-gerechten Lebensweise (im Einklang mit den Rhythmen der natürlichen Entwicklung), dass die Menschen freier miteinander umgehen lernen, sich berühren und einander halten. „Das ungeheure Reservoir an Sehnsucht nach körperlichem Trost: auf dem Schoß anderer Menschen zu sitzen, einen Haarschopf zu streicheln, wenn einem danach zumute ist, sich freier zu umarmen und seine liebevollen Impulse nur dann zu bremsen, wenn sie unerwünscht wären" (Liedloff 2009, 78), diese tiefe Sehnsucht scheint erfüllbar.

Die Klientin ist ca 40 Jahre alt und absolviert selbst eine körpertherapeutische Ausbildung. Dabei nimmt sie in der Selbsterfahrung eine innere Spannung wahr und wertet sich selbst ab, weil sie empfindet, dass sie sich nicht einlassen konnte. Daran wollte sie weiterarbeiten. Sie lässt sich in einem ca sechs Jahre dauernden Prozess begleiten und kommt ca alle 14 Tage in die freie Praxis der Lebens- und SozialberaterIn. Die Stimme der Eltern war stark, wirkte bis in ihre Physiognomie und ihre Haltung hinein. Dann hatte sie ihr Schlüsselerlebnis in der Mattenarbeit und es ging Schlag auf Schlag. Sie konnte Bewusstsein für ihr Körperempfinden entwickeln und ihren Körperpanzer wahrnehmen. Sie hatte den langen Atem, den Weg bis zum Ende durchzuhalten. Sie ist auch oft frustriert nach Hause gegangen, bis zu dem Zeitpunkt, als sie merkte, dass Veränderung möglich sei. Zuerst bekam sie Körperarbeit auf der Matte, später dann Watsu®. Watsu® war erst möglich, als sie ihr Durchbruchserlebnis hatte und sich einlassen konnte. Es ist sicherer an Land loszulassen. Wo man weiß, da ist die Erde. Für manche Menschen ist es im Wasser schwieriger loszulassen, weil sie da keine Kontrolle haben und kein Halt da ist. Weil das Wasser so weich ist. Sie hatte ein Gefühl von „das habe ich mein ganzes Leben lang vermisst, jetzt weiß ich, was mir gefehlt hat." Das wirkte auch weiter.

Dies gilt besonders auch für kranke und behinderte Kinder und Erwachsene. Viele dieser Kriterien werden in geradezu idealer Weise von Watsu® und Wata® erfüllt – natürlich auch von allen anderen Körpertherapieformen, die mit Nähe, Körperkontakt und Gehaltensein einhergehen. Siehe dazu auch das Kapitel 4.2.

Schwerelosigkeit hemmt den Spasmus

Die Arbeit mit Menschen mit Behinderung im Wasser ist ein weites Forschungsgebiet. Barbara Krafft hat mit ihrer Meerwasserauftriebstherapie Zusammenhänge zwischen dem Baden im 34-35° warmen Meerwasser mit 0,9 Prozent Salzgehalt – dem Fruchtwasser ähnlich – erforscht. Für viele Behinderte ist das Element Wasser erst einmal beängstigend und verunsichernd. Nur allmählich setzen Vertrauen und Entkrampfung ein. Durch das Neutralisieren der Schwerkraft kann eine maximale Entspannung des Gewebes sowie eine vollständige Hemmung des Spasmus erreicht werden. „Die reflektorische Anspannung des Körpers gegen die Schwerkraft hört auf, denn Spasmus entsteht unter anderem durch deren Einwirkung. Auch die pathologischen Reflexe können gehemmt werden, und der ganze Körper bewegt sich freier. Wasserwellen, die den auf dem Wasser schwebenden Menschen in schaukelnde Bewegungen versetzen – wie im Uterus – lösen Bewegungsimpulse aus. Außerdem wird das Gehirn angeregt durch die verschiedenen Ur-Bewegungen: das Schlängeln, die Spiralen, die Wellen – viele sensorische Informationen stimulieren das Gehirn zur Reifung. Bewegungsentwicklung und geistige Entwicklung hängen eng zusammen." (Helen Schulz 1997, 54)

Bonding – die heilsame Intimität

Ein ganzheitlich-körpertherapeutischer Ansatz in der Arbeit mit behinderten Menschen ist leider noch immer die Ausnahme in unserer Gesellschaft. Menschen, die aufgrund ihrer Behinderung oder Krankheit ihr Leben nicht selbständig gestalten können – besonders die, die wir als schwerstmehrfachbehindert bezeichnen, sind therapeutisch eine echte Herausforderung. „Ganzheitliche Körpertherapie wie die Aquatische Körperarbeit kann nicht nur das Erlebnis von Bonding, von heilsamer Intimität, vermitteln als auch das Bedürfnis nach Körperkontakt vermitteln – eine Erfahrung für Menschen mit Behinderung, von der sie sonst oft ausgeschlossen sind." (Schulz 1997, 56)

Die Patientin arbeitet im Familiengasthaus als Köchin. Sie ist ausgelaugt, kann sich nicht abgrenzen und wird im Betrieb ausgenutzt. Sie ist ca. 35 Jahre alt; ihre Mutter war Alkoholikerin und die Patientin fühlte sich von frühester Kindheit an für die Mutter verantwortlich. Sie zieht sich aus sämtlichen Kontakten zurück. Ihre Hobbys sind ein Aquarium und Kakteen. Das scheint zu verdeutlichen, inwieweit keine Beziehungsfähigkeit mehr vorhanden ist nach diesen Beziehungserfahrungen. Am Anfang war weder Nähe noch Distanz möglich. Beides war unangenehm. Bei der letzten Watsubehandlung kam ein Anflug von Angst, da hätte sich die Patientin an der Watsu®-Praktizierenden anhalten wollen. Darauf antwortete diese, ob sie Lust gehabt hätte, dem auch nachzugehen. Worauf sie antwortete: "Was, hätte das auch sein können"? Da war es noch nicht möglich, dieses Anhalten an einen anderen Menschen. Einige Tage später, mit ein wenig Ermutigung, hielt sie sich die ganze Stunde an der Watsu®-Praktizierenden an und gab sich die ganze Stunde diesem Gefühl hin. Es war schön und gleichzeitig furchtbar schmerzhaft für sie, dieses Rebonding. Viel mehr noch wäre nötig gewesen. Das ist das, was sie nie bekommen hat. Einmal sich um nichts zu kümmern und den Halt zu spüren. Man kann die Patientin nur ermutigen, weiterhin etwas mit Körperarbeit zu machen. Achtsam zu sein auf der Bekommenseite.

2.2.4 **Zur gesetzlichen und gewerberechtlichen Situation**

Es gibt drei Zugänge zur gesundheitsbezogenen Berufsausübung in Österreich: die Gesundheitsberufe, die reglementierten gesundheitsbezogenen Gewerbe und die freien gesundheitsbezogenen Gewerbe. Mit folgender Übersichtsdarstellung wird die Situation für das Gewerbe „Shiatsu eingeschränkt auf die Ausübung von Wassershiatsu" beleuchtet.

Der erste Zugang, die Gesundheitsberufe, sind in der österreichischen Verfassung geregelt: „Unter einem Gesundheitsberuf kann ein auf Grundlage des Kompetenztatbestands Gesundheitswesen gemäß Art 10 Abs 1 Z 12 B-VG gesetzlich geregelter Beruf verstanden werden, dessen Berufsbild die Umsetzung von Maßnahmen zur Obsorge für den allgemeinen Gesundheitszustand der Bevölkerung und somit Tätigkeiten im Rahmen der Gesundheitsversorgung umfasst, die unmittelbar am oder unmittelbar für den Menschen, oder auch mittelbar für den Menschen zum Zwecke der Förderung, Erhaltung, Wiederherstellung oder Verbesserung der Gesundheit im ganzheitlichen Sinn und in allen Phasen des Lebens erbracht wird. In diesem Sinn können nachstehende Berufe als Gesundheitsberufe qualifiziert werden: Apotheker und andere pharmazeutische Fachkräfte, Arzt (Arzt für Allgemeinmedizin und Facharzt), gehobene medizinisch-technische Dienste, Gesundheits- und Krankenpflegeberufe, Hebamme, Kardiotechniker, klinischer Psychologe, Gesundheitspsychologe, medizinischer Masseur, Heilmasseur, medizinisch-technische Fachkraft, Medizinphysiker, Medizinproduktberater, Musiktherapeut, Pharmareferent, Psychotherapeut, Rettungssanitäter, Notfallsanitäter, Sanitätshilfsdienste, Sicherheitsbeauftragter für Medizinprodukte, Zahnarzt und Dentist." (Sandra Wenda 2010, 26)

Das Untersuchen, die Beurteilung, Vorbeugung und Behandlung von körperlichen und psychischen Krankheiten ist den Ärzten vorbehalten. (§ 2 Abs 1 ÄrzteG 1998).

Der zweite Zugang sind die Reglementierten Gewerbe gemäß § 94 GEWO 1994. Dort sind unter Z 46 die Lebens- und Sozialberatung und unter Z 48 die Massage angeführt und beschrieben. Beide Gewerbe haben in der Gewerbeordnung festgeschriebene Ausbildungsrichtlinien, wobei sich das Tätigkeitsfeld der Lebens- und SozialberaterInnen auf die Beratung, wenn auch methodenfrei, beschränkt.

Gesundheitsbezogene freie Gewerbe – der dritte Zugang –, haben keine gesetzlich vorgeschriebenen Voraussetzungen zur Berufsausübung. „Dem A bis Z der freien Unternehmenstätigkeit", herausgegeben vom Bundesministerium für Wirtschaft und Arbeit (BMWA) ist zu entnehmen, dass die „Hilfestellung zur Erreichung einer körperlichen bzw. energetischen Ausgewogenheit mittels der Methode von Dr. Bach, Biofeedback, Auswahl von Düften, Lichtquellen, Edelsteinen, Musik, kinesiologischer Methoden, Magnetfeldanwendungen, Cranio-Sacral-Balancing, etc. ein freies Gewerbe ist." (Wenda 2010, 50)

Was bedeutet das nun für die Wassershiatsuausübenden?

Entspannung fällt unter das ärztliche Tätigkeitsfeld und bedarf bei Ausübung durch Nicht-Angehörige von Gesundheitsberufen unbedingt einer ärztlichen Abklärung über den Gesundheitszustand des Erfahrenden beziehungsweise einer Zuweisung, wie es in der Klinik gehandhabt wird.

Die Gewerbeberechtigung für „Shiatsu eingeschränkt auf Wassershiatsu" ist gegenwärtig nur in zwei österreichischen Bundesländern erhältlich, eine Ausweitung auf das gesamte Bundesgebiet ist in Vorbereitung beziehungsweise Überarbeitung.

Das bedeutet für die Praxis, dass ein/e Wassershiatsuausübende/r zum gegenwärtigen Zeitpunkt in Österreich entweder:

- Angehörige/r und Ausübende/r eines Gesundheitsberufes sein sollte, oder
- unter ärztlicher Zuweisung praktiziert, oder
- mit einer Gewerbeberechtigung für Shiatsu/Massage

tätig sein sollte.

In der Wirklichkeit hinkt die Gesetzgebung der etwas näher an der Praxis orientierten Gewerbeordnung hinterher.

3. DIE BEFRAGUNG MIT ERHEBUNGSMETHODE

3.1 Die Interviews

3.1.1 **Erhebungsinstrumente:**

Für die Befragung wurde das offene Leitfadeninterview mit ExpertInnen gewählt.

Qualitative oder offene Interviews sind sowohl international als auch in den unterschiedlichen sozialwissenschaftlichen Disziplinen die am häufigsten verwendete Form der sozialwissenschaftlichen Erhebung. (Gabriele Rosenthal 2008, 125) InterviewerInnen gehen nur für kurze Zeit ins Feld, aus dem sie sich nach Abschluss der jeweiligen Befragung wieder zurückziehen und mit Hilfe von Tonband- oder auch Videoaufnahmen Konservierungen vornehmen können. Um die Wirkungen von Wassershiatsu in Beratung und Therapie untersuchen und aus der Perspektive der Interviewten erfassen zu können, wurde die Entscheidung für ein offen geführtes Interview getroffen. Der Interviewleitfaden sollte die Strukturierung und grundsätzliche Vergleichbarkeit der Interviews gewährleisten. Trotzdem führte die Interaktion während der Interviews oft in ganz andere Themengebiete und zu anderer Reihenfolge und brachte ein sehr umfangreiches Interviewmaterial zutage.

Der Interviewleitfaden:

Der Beitrag von Wassershiatsu in Beratung und Therapie in Klinik und freier Beratungspraxis

Fragensammlung an die Klinik:

- Seit wann üben Sie Wassershiatsu als Praktizierende/r aus?
- Welche Ausbildung haben Sie gemacht?
- Was ist Ihr Hauptanliegen für/bei dieser Arbeit?
- Wie viele Fälle haben Sie betreut?
- Wie lange arbeiten Sie mit welcher Abteilung an der Klinik/mit der Klinik zusammen?
- Was hat sich verändert in Bezug auf (Zuweisung, Arbeitsbedingungen, Therapiekombination, Bedürfnissen der PatientInnen, ...)?

- Können Sie unterschiedliche Wirkungen bei den verschiedenen Krankheitsbildern ausmachen?
- Bei welchem Krankheitsbild wirkt Wassershiatsu besonders gut?
- Bei welchem Krankheitsbild wirkt Wassershiatsu wenig oder gar nicht?
- Bei welcher Erkrankung ist Wassershiatsu kontraindiziert?
- Besprechung von drei Fällen:
- Welche Wechselwirkungen konnten im Konkreten festgestellt werden? (Entspannung, Lösung von Blockaden, etc.)
- Welche (positiven) Auswirkungen hat Wassershiatsu auf die therapeutische Arbeit?
- Wo wäre die Zusammenarbeit nicht empfehlenswert?
- Welche Verbesserungsvorschläge hätten Sie hinsichtlich der Zusammenarbeit?

Fragen an die freie Praxis:

- Welche Krankheitsbilder haben Sie mit einer Kombination aus Beratung und Wassershiatsu behandelt?
- Wo wirkte es nicht?
- Beschreibung von zwei bis drei Fällen
- Wie wirkt es sich aus, dass man Wassershiatsu und Beratung bei ein und derselben Person macht?
- Wie wirkt sich das aus? Was sind die Vorteile, was mögliche Nachteile?
- Woran erkennt man das?
- Bitte um Beispiele

3.1.2 **Sample**

Es wurden sieben Interviews geführt. Vier davon mit ÄrztInnen/PsychotherapeutInnen an einer Klinik, welche Watsu® als alternative Therapieform einsetzt, eines mit einem Patienten unmittelbar nach einer Watsu®-Behandlung, und zwei mit Watsu®-Praktizierenden. Die Länge der Interviews betrug zwischen 30 – 120 Minuten. Es wurde der oben angeführte, halb standardisierte Interviewleitfaden benutzt.

Die Untersuchung sollte sich auf Österreich beziehen, deshalb wurden die 41 auf der Homepage http://www.Watsu.at angeführten Watsu®-Praktizierenden in Österreich für die Auswahl herangezogen. Maßgeblich sollte ihre professionelle Tätigkeit in der Psychosozialen Beratung und/oder der Psychotherapie als auch ein aktives Kombinieren der beiden Professionen mit Watsu®, sein. Durch diese Einschränkung verringerte sich die Zahl dann auf einige wenige. Die Auswahl des Samples auf letztendlich zwei Watsu®-Praktizierende wurde mitentschieden durch die abschlägige Antwort einiger anderer, in Gesundheitsberufen tätiger WatsupractitionerInnen. Das ursprüngliche Vorhaben sollte vier bis fünf freie Beratungspraxen zu Interviews heranziehen. Da aber nur eine Interviewpartnerin dafür gewonnen werden konnte, verlagerte sich der Interviewschwerpunkt auf die Seite der Klinik. Das IAKA Österreich, Institut für Aquatische Körperarbeit, war bei der Auswahl des Samplings behilflich.

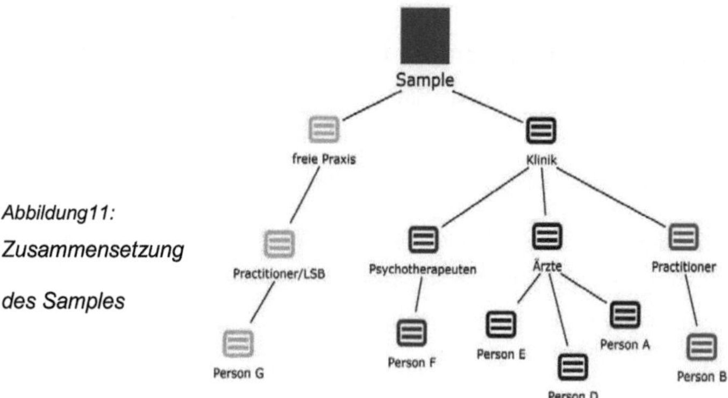

Abbildung11: Zusammensetzung des Samples

3.1.3 **Ablauf des Forschungsprozesses:**

Während eines Moduls an der Donau-Universität Krems fiel von einem Dozenten der Satz: „Überlegen Sie sich, wie Sie das Bedürfnis mancher Klienten, den Körper mit in den Beratungsprozess miteinzubeziehen, beantworten könnten.“ Dieser Satz war der erste Anstoß in einer Reihe von Überlegungen. Durch die intensive Beschäftigung mit Körperarbeit, vor allem mit Watsu®, war das Interesse und die Motivation auf diesem Gebiet zu forschen, bald entstanden. Galt das ursprüngliche Interesse zu Beginn noch dem Aspekt der Nähe/Distanzbeziehung zwischen BeraterInnen und KlientInnen, veränderte sich dieser Fragenkomplex bald in Richtung Vergleich Klinik/freie Praxis, Wechselwirkungen und therapietheoretischer Hintergrund einer Körperarbeitsmethode.

Die Kontaktaufnahme mit der Klinik als auch freier Lebens- und Sozialberatungspraxis gestaltete sich sehr freudig-freundlich und problemlos. Die Offenheit aller Befragten überraschte sehr positiv. Beide Watsu®-Praktizierende erklärten sich sofort beim ersten Telefonat bereit, an den Interviews teilzunehmen.

Das psychiatrische Krankenhaus in einer mittelgroßen Bezirksstadt Österreichs verfügt über ein sehr schönes, auf 35 °C aufgeheiztes Schwimmbad, das während der Wassershiatsutherapien alleine genutzt werden kann. Die Interviews wurden bei drei Besuchen an der Klinik und einem Interviewtermin mit der Beraterin/Wassershiatsupraktizierenden in freier Praxis geführt. Bei der folgenden auszugsweisen Darstellung und Wiedergabe der Interviewinhalte wurden die betroffenen Personen anonymisiert. Da bei den Interviews irrtümlicherweise Patientennamen genannt wurden, kann die CD mit den Tonaufnahmen der Interviews dieser Arbeit nicht beigelegt werden. Sie verbleibt bei mir und kann auf Anfrage angehört werden. Im Anhang finden sich Beispiele der codierten Interviews, in welchen die Namen und Daten der GesprächspartnerInnen anonymisiert sind.

Das Herstellen des Kontaktes zur Klinikhierarchie, welche um Erlaubnis zur Befragung und Einsichtnahme in Patientenakten gebeten werden musste, als auch die Terminkoordination der Interviews gestaltete sich etwas aufwendiger. Die Wassershiatsupraktizierende half sehr tatkräftig mit alles vorzubereiten und vereinbarte die sich über mehrere Tage erstreckenden Termine mit sich und ihren KollegInnen. Sie überließ mir eine Vielzahl an Materialien, Artikeln, Hinweisen und Daten, unter anderem einen ganzen Ordner mit Patientenbefragungen über Wassershiatsu. Die Auswertung dieser Befragungen habe ich in diese Arbeit miteinbezogen. Ein ursprünglich gemeinsamer Termin mit allen ÄrztInnen und TherapeutInnen zu ausgewählten Krankengeschichten war aus organisatorischen Gründen nicht möglich. Diese Tatsache brachte eine weitere Änderung meines Forschungsschwerpunktes von konkreten Fallbeispielen hin zu einem Fokus auf die Wechselwirkungen von Wassershiatsu in Kombination mit Beratung/Therapie. Aber mir wurden Interviews mit drei ÄrztInnen, einer PsychotherapeutIn und der

Wassershiatsupraktizierenden gewährt als auch die Teilnahme an zwei Teambesprechungen zu den aktuellen Neuaufnahmen, Therapiezuweisungen und Entlassungen in den Stationen. Auch wurde ich sogleich eingeladen, an drei Wassershiatsutherapien von PatientInnen als stille Beobachterin teilzunehmen.

Die halb standardisierten Interviews wurden als Vorbereitung einer qualitativen Inhaltsanalyse transkribiert. Die Verbatim-Transkriptionen wurden mithilfe der Textanalyse Software MAXqda codiert und anschließend ausgewertet.

3.1.4 **Auswertungsinstrumente:**

Die Auswertung erfolgte nach dem von Bernard (vgl. Russel Bernard 2006, 26) und Bernard & Ryan (vgl. Russel 2010, 57) für eine induktive (qualitative) Auswertung von qualitativen Daten vorgeschlagenen Verfahren. Die einzelnen Interviews, insgesamt sechs Interviews, wurden zunächst als Analyseeinheiten festgelegt. Einem induktiven Forschungsprozess folgend und im Sinne der Grounded Theory wurde die Codierung der Interviews in einem ersten Schritt auf offenes Codieren und In-vivo-Codieren beschränkt, um ein möglichst akkurates und authentisches Abbild der von den InterviewpartnerInnen präsentierten Themen und Kategorien zu erhalten. In dieser Phase des Analyseprozesses galt es, eine voreilige Aggregierung der Codes auf eine abstrahierte Kategorieebene zu vermeiden. Auf diese erste Auswertungsphase folgte das axiale Codieren, bei dem versucht wurde, Codes zu gruppieren und schließlich ein hierarchisches Kategoriesystem zu entwickeln. (Dieses Kategoriesystem wird im Auswertungsteil näher beschrieben.) Aufgrund der relativ geringen Datenmenge (und der kleinen Interviewanzahl) wurde auf eine unterschiedliche Gewichtung der Codes und in der Folge auf die Möglichkeit einen sogenannten „Relevanz score“ zu erstellen verzichtet. In jenen Fällen, in denen die Festlegung von Ankerbeispielen für eine kohärente Codierung für notwendig erachtet wurde, erfolgte dies über das Verfassen von Codememos.

Da in den einzelnen Interviews zum Teil mehr als eine Person befragt wurde, mussten zusätzlich zu den inhaltlichen Codes strukturelle Codes festgelegt werden, um bei einer späteren Analyse von Codeüberschneidungen und personenabhängige Häufungen von bestimmten Themen die Aussagen einzelner SprecherInnen trennen zu können. Dadurch wurde auch der systematische Vergleich von Gemeinsamkeiten und Unterschieden in den Aussagen von ÄrztInnen, PsychotherapeutInnen und Watsu®-Praktizierenden bzw. ein Vergleich von freier Praxis und Kliniksituation möglich.

Die codierten Interviews wurden einerseits personenzentriert und andererseits auch themenzentriert ausgewertet. Im Zuge der personenzentrierten Analyse wurde auf Häufigkeiten in der Gesamtheit der Analyseeinheiten untersucht (Was waren insgesamt die dominierenden Themen?, Welche Aspekte wurden insgesamt am häufigsten erwähnt?) sowie auf die jeweiligen InterviewpartnerInnen aufgeschlüsselt untersucht und verglichen. (Welche Themen und Kategorien dominieren bei den einzelnen InterviewpartnerInnen? Wo gibt es Überschneidungen und Abweichungen?). Die Ergebnisse wurden mithilfe des Code-Relations-Browsers im Programm MAXqda und zum Teil durch One-Case-Modell visualisiert[2].

Die themenzentrierte Auswertung war auf die Analyse des hierarchischen Kategoriesystems fokussiert: Hier ging es vor allem darum, auffällige Codeüberschneidungen und thematische Zusammenhänge aufzudecken und darzustellen. Mit Hilfe von Code-Relations-Browsers wurden Überschneidungen von Codes analysiert.

3.1.5 **Ergebnisse der Interviewauswertung**

Da die vorliegende Arbeit insbesondere den Beitrag von Wassershiatsu für Beratung und Therapie in Klinik und freier Praxis behandelt, wurde bei der Auswertung der Interviews besonders auf die Themen rund um den situationsabhängigen Einsatz von Watsu®, die beobachtete Wirkung von Watsu®, im Zuge einer Watsu-Stunde hervorgerufene Emotionen, Voraussetzungen für eine erfolgreiche Anwendung von Watsu®, Wechselwirkungen mit anderen Therapieformen, beobachtete Schwierigkeiten und Verbesserungsvorschläge, geachtet. Daraus ergab sich ein

[2] Dies war nur bei jenen Interviews möglich, die mit einer einzigen Person geführt wurden; da der Fokus bei einem One-Case-Modell auf dem gesamten Interview als Analyseeinheit liegt und mehrere Sprecher das Ergebnis verfälschen würden. Für die Analyse mehrerer Sprecher hätten die Interviews analog zu einer Fokusgruppenanalyse zu Beginn in kleinere Analyseeinheiten unterteilt werden müssen.

Kategorien- und Codesystem, das aus den folgenden sechs übergeordneten Themenkomplexen besteht:

1) **Arbeitsweise**,

2) **Beziehung Practitioner-Klient**,

3) **Therapiewahl**,

4) **Verbesserungsvorschläge**,

5) **Wechselwirkungen mit anderen Therapieformen**,

6) **Wirkung**.

Jeder dieser Themenkomplexe ist in eine Reihe von Subkategorien gegliedert, die Aufschluss über die in den Interviews vorgefundenen Argumentationsstrukturen geben und im Folgenden genauer beschrieben werden sollen – geordnet nach ihrer proportionalen Größe, um einen Überblick über die in den Interviews enthaltenen Argumentationstendenzen und über die Häufigkeit und den Stellenwert einzelner Themen zu erhalten. Das vollständige, aber leider nicht so übersichtlich wie am Bildschirm wiedergegebene Codesystem befindet sich im Anhang. Es bietet einen Gesamtüberblick über Themen und Kategorien.

3.1.6 **Beschreibung der zentralen Themenkomplexe**

3.1.6.1 *Themenkomplex „Wirkung":*

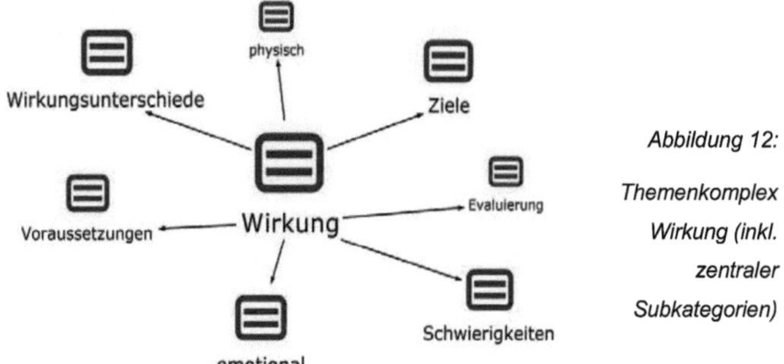

Abbildung 12: Themenkomplex Wirkung (inkl. zentraler Subkategorien)

Der Themenkomplex Wirkung macht bei Weitem den größten Teil der Gespräche aus und besteht aus den Subkategorien physische Wirkung, emotionale Wirkung, Wirkungsvoraussetzungen, Evaluierung der Wirkung, Ziele, Wirkungsunterschiede und im Rahmen von Watsu®-Behandlungen auftauchende Schwierigkeiten. Die inhaltliche Strukturierung dieser Subkategorien und darin enthaltene Auffälligkeiten sollen im Folgenden kurz besprochen werden. Eine zentrale Position innerhalb dieses Themenkomplexes nimmt die Wirkung von Watsu® auf der emotionalen Ebene ein. Während die physische Wirkung in den Interviews stark in den Hintergrund tritt und nur im Zusammenhang mit Muskelverspannungen, die gelöst wurden, erwähnt wird. In den meisten Fällen wurde die Konsequenz von Watsu® auf der emotionalen Ebene beschrieben, wobei während der Watsu®-Stunde ausgelöste positive Emotionen fast doppelt so oft erwähnt werden wie negative Emotionen.

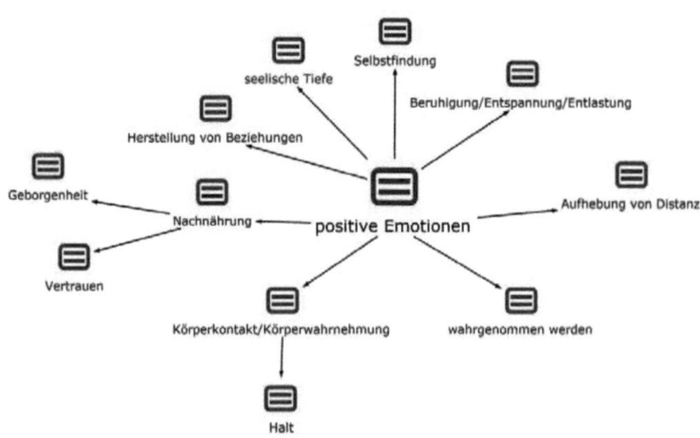

Abbildung 13: Subkategorie positive Emotionen

So wird besonders oft hervorgehoben, dass durch Watsu® eine positive Körperwahrnehmung bewirkt wurde und PatientInnen/KundInnen Körperkontakt zulassen und erfahren konnten. „Halt“ spielt hier eine große Rolle; zum einen direkter, körperlich gefühlter Halt z. B. durch das Anhalten und Gehaltenwerden, zum anderen aber auch innerlicher Halt dadurch, dass der eigene Körper spürbar in Beziehung zu einer anderen Person wahrgenommen wird. Nicht nur das Wahrnehmen des eigenen

Körpers wird als positive Emotion erwähnt, sondern in manchen Fällen auch das Wahrgenommenwerden durch eine andere Person. In diesem Zusammenhang fällt oft der Begriff „Nachnährung“, der mit Geborgenheit und Vertrauenkönnen im Wasser in Verbindung steht. So wurde Watsu® auch als beruhigend, entspannend und entlastend empfunden. Ein wesentlicher Bestandteil ist auch die Aufhebung von Distanz und das Herstellen von Beziehungen; einerseits durch die Berührung von Körper und Wasser und andererseits durch die Interaktion von PatientIn/KundIn und PractitionerIn.

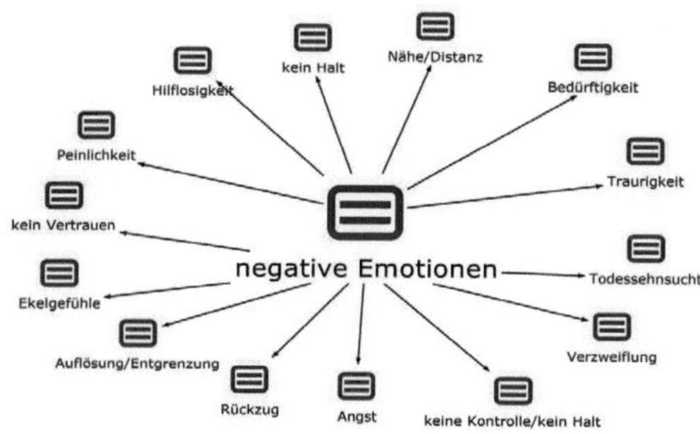

Abbildung 14: Subkategorie negative Emotionen

Gerade jene Aspekte, die von einigen als besonders positiv erachtet wurden, wie z. B. das Umschließen des Körpers durch das Wasser, das Abbauen von Distanz und die Leichtigkeit des Körpers durch das Schweben im Wasser, lösten bei anderen Menschen eine Reihe von negativen Emotionen aus. So fühlten sich einige hilflos, ohne Halt und ohne Kontrolle; besonders im Zusammenhang mit regressiven Persönlichkeitsstrukturen wurde darauf hingewiesen, dass es durch die im Wasser zum Teil stattfindende Entgrenzung zu einem Rückzug der Person und zu einer tranceähnlichen Auflösung kommen kann. Sehr oft wurde vor allem von dem Klinikpersonal beschrieben, dass Watsu® bei KrankenhauspatientInnen zunächst bereits bestehende negative Emotionen wie z. B. Vertrauensverlust, Ekelgefühle, Hilflosigkeit, Verzweiflung, Bedürftigkeit verstärkte bzw. zutage brachte. Dies wurde sowohl von Watsu®-Praktizierenden als auch von PatientInnen/KundInnen jedoch nicht als Zeichen für eine der Person nicht angemessenen Therapieform gewertet, sondern eher als notwendiger Schritt, um oft verborgene Probleme sichtbar zu machen, und in der Folge daran arbeiten zu können. Insgesamt wurden die positiven Emotionen (45 Nennungen) fast doppelt so oft erwähnt, wie die negativen (24 Nennungen).

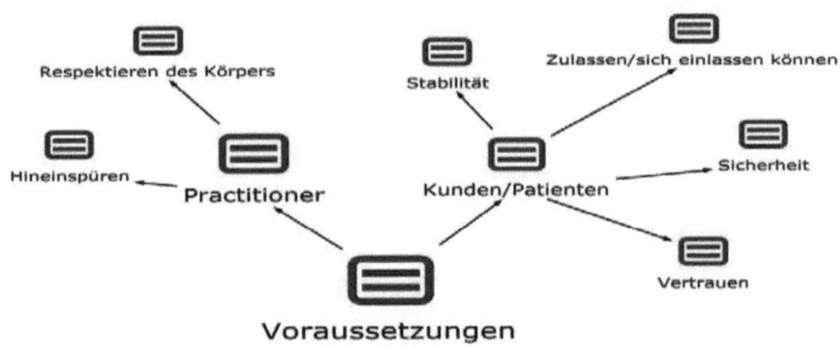

Abbildung 15: Subkategorie Wirkungsvoraussetzungen

Gerade Stabilität, Vertrauen, sich im Wasser sicher fühlen und etwas zulassen können, bzw. sich einlassen können, (seitens der PatientInnen/KundInnen) – Aspekte, die von ÄrztInnen und Watsu®-Praktizierenden immer wieder als Wirkungsvoraussetzungen genannt wurden, – stellten für die PatientInnen/KundInnen selbst die größten Herausforderungen dar.

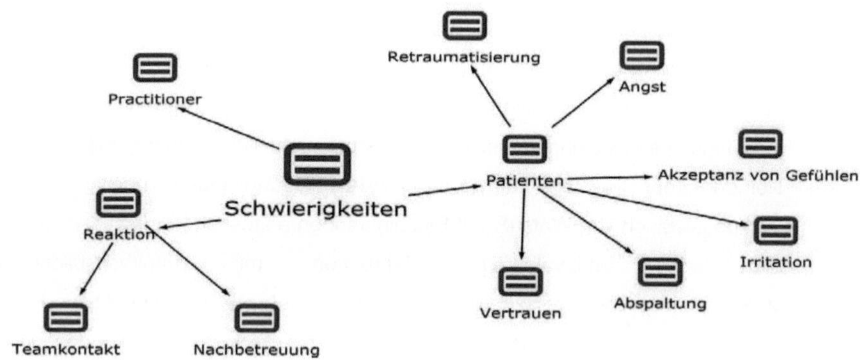

Abbildung 16: Subkategorie Schwierigkeiten

Neben Angstgefühlen, Irritation durch die Konfrontation mit Neuem, Problemen, Gefühle zu akzeptieren, zählen die Gefahr einer Retraumatisierung und Abspaltung (besonders bei Personen mit dissoziativen Zuständen) zu den erwähnten Schwierigkeiten, die im Rahmen einer Watsubehandlung mit psychiatrischen Patienten auftreten können. Auf diese Schwierigkeiten wird mit einer intensiven Nachbetreuung reagiert; in der Kliniksituation bedeutet dies, dass PatientInnen von der Watsu®-Stunde abgeholt werden, um nicht sich selbst überlassen zu sein; die PatientInnen werden ermutigt nachzuspüren und sich Raum für ihre Emotionen zu nehmen. Das Thema Nachbetreuung ist im Zusammenhang mit eventuell auftretenden Schwierigkeiten vor allem in der Klinik zentral; die stationäre Behandlung wird als Vorteil gesehen, da sie diese intensive Form der PatientInnenbegleitung auch nach einer Therapiestunde ermöglicht. In der freien Praxis wird darauf hingewiesen, dass Leute, bei denen Schwierigkeiten erwartet werden, terminlich an Randstunden gesetzt werden. Auch diese Maßnahme deutet auf die Wertschätzung der Begleitung der Menschen über den eigentlichen zeitlichen Rahmen der Watsu®-Stunde hinaus, hin. Schwierigkeiten, die seitens der Watsu®-PractitionerIn der Klinik erwähnt wurde, bestanden in der Gefahr, während der Arbeit zu sehr vom „Sein“ und Spüren ins Agieren, ins „Tun“, zu kommen.

Für die Watsu®-Praktizierenden in der Kliniksituation sind Teamkontakt und Teambesprechungen äußerst wichtig, um für die PatientInnen eine optimale Nachbetreuung gewährleisten zu können und generell mit während der Behandlung auftretenden Schwierigkeiten umgehen zu lernen. Wie bereits die Subkategorie Wirkungsvoraussetzungen gezeigt hat, ist ein intuitiver Umgang mit der jeweiligen Person sehr wichtig, da kaum Ad-hoc-Beurteilungen über die genauen Wirkungsweisen von Watsu® auf Einzelpersonen angestellt werden können (wie auch die sehr ambivalenten Erfahrungen mit krankheitsbildabhängigen Wirkungsunterschieden zeigen, siehe unten). Die Arbeit im Team ist ein Faktor, der benötigt wird, um Erfahrungen immer wieder neu einordnen zu können und in der Folge die Einschätzung von Situationen gewissermaßen „ins Gefühl" zu bekommen.

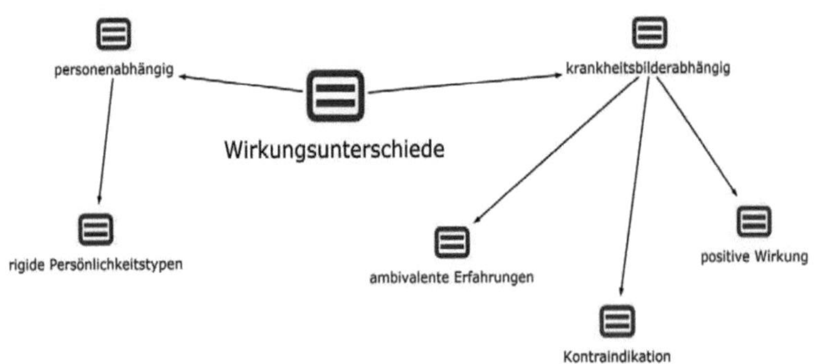

Abbildung 17: Subkategorie Wirkungsunterschiede

Gerade in der direkten Konfrontation mit PatientInnen, die Schwierigkeiten haben, wird stark auf die eigene Intuition vertraut – häufig wird von „etwas spüren" oder „etwas im Gefühl haben" gesprochen – und auf die innere Sicherheit mit der Situation umgehen zu können. Wirkungsunterschiede werden dennoch vor allem in der Kliniksituation (in der sich im Gegensatz zur freien Praxis Menschen befinden, die bestimmte Krankheitsbilder aufweisen und Watsu® als Therapieform zugewiesen bekommen) neben personenbezogenen Kriterien (wie z. B. eine zu erwartende negative Wirkung bei rigiden Persönlichkeitstypen und Agitiertheit) an krankheitsbildbezogenen Kriterien festgemacht.

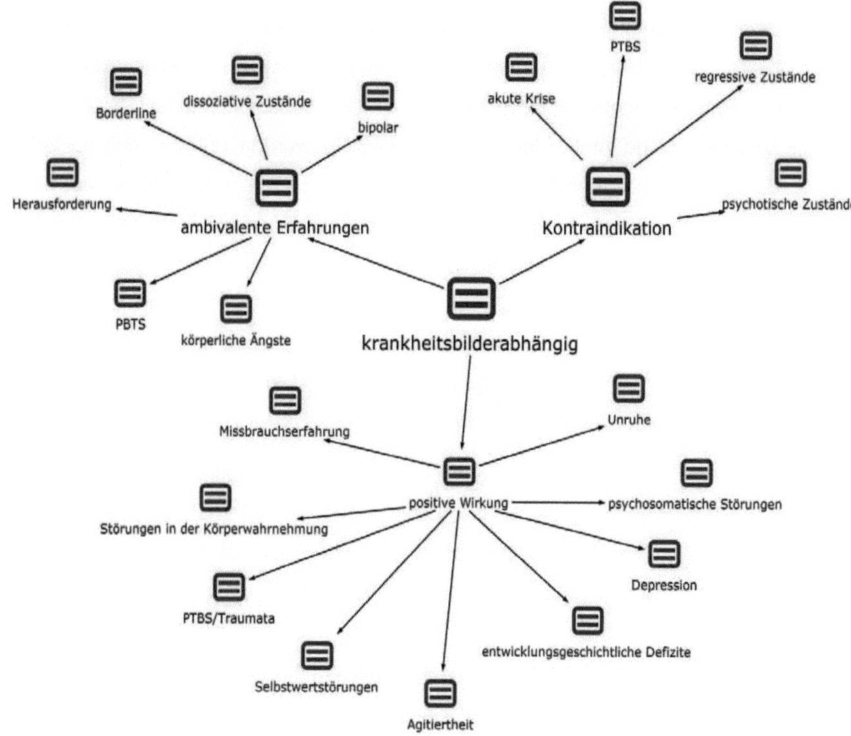

Abbildung 18: Subkategorie krankheitsbildabhängige Wirkungsunterschiede

Es fällt auf, dass in den Interviews keine kohärenten Wirkungsunterschiede je nach Krankheitsbild auszumachen sind. Einen solchen Zusammenhang gibt es nur bei Kontraindikationen; hier werden sowohl von Ärzten als auch von Watsu®-Praktizierenden in Kliniksituation und freier Praxis Psychosen angeführt; etwas weniger Übereinstimmung der einzelnen Meinungen aber dennoch eine starke Tendenz zur Kontraindikation gibt es in Bezug auf regressive Zustände. Es werden zwar in allen Interviews mit dem Klinikpersonal sehr positive Erfahrungen mit bestimmten Krankheitsbildern (u. a. Depressionen, Traumatisierungen, Selbstwertstörungen, Störungen in der Körperwahrnehmung, psychosomatische Störungen, entwicklungsgeschichtliche Defizite) und damit verbundenen Zuständen wie z. B. Unruhe und Agitiertheit mitgeteilt, diese werden jedoch eher als illustrative Beispiele hervorgehoben, nicht aber als exklusive Liste oder als Faustregel, die besagt, dass Watsu® bei diesem Krankheitsbild immer zu funktionieren hat. Ähnliches gilt auch für negative Erfahrungen mit Watsu® bei bestimmten Krankheitsbildern. Hier wird meist eine Ambivalenz ausgedrückt. Es wurden unterschiedliche Erfahrungen gemacht; in manchen Fällen schien die Watsu®-Behandlung genau das Richtige zu sein, in anderen Fällen kam es trotz eines ähnlichen Krankheitsbildes zu Schwierigkeiten. Es besteht ein sehr fließender Umgang mit dem Begriff Kontraindikation (so sprach eine Person z. B. von relativer, nicht absoluter Kontraindikation). Hier wird meist auf die Herausforderung im positiven Sinne hingewiesen, also auf die Möglichkeit durch die anfänglichen Schwierigkeiten an den tatsächlichen Problemen arbeiten zu können.

Auffällig ist, dass sowohl Klinikpersonal als auch die Praktizierende in der freien Praxis nur Psychosen als stark kontraindiziert einstuften. Die Erwähnung von Psychosen seitens der PractitionerIn in der freien Praxis ist bemerkenswert, da in diesem Fall PatientInnen nicht zugewiesen werden, sondern Watsu® von den KundInnen selbst bewusst gewählt wird. Die Praktizierende erwähnte zwar, sich die Leute genau anzuschauen und gegebenenfalls auch abzulehnen, bevor sie eine Therapie beginnt, der einzige geäußerte krankheitsbildabhängige Ausschlussgrund (neben personenbezogenen Ausschlussgründen) waren jedoch Psychosen. Vom Klinikpersonal wurden neben Psychosen regressive Zustände und akute Krisen im Zusammenhang mit Kontraindikation erwähnt. Eine Person (aus der Gruppe der ÄrztInnen) führte PBTS bei den Kontraindikationen an. Dies schien jedoch beim restlichen Klinikpersonal entweder bei den ambivalenten Erfahrungen oder auch bei den positiven Erfahrungen auf. (Diese Uneinigkeit über die Bewertung der Wirkung von Watsu® bei PBTS wird u. a. in der Abbildung der Wirkungsunterschiede verdeutlicht.) Unter der Kategorie ambivalente Erfahrungen schienen dissoziative Zustände, Borderline, bipolare Persönlichkeitsstrukturen und körperliche Ängste auf (hier vor allem im Zusammenhang mit Ängsten vor Wasser und Ängsten vor Berührung).

3.1.6.2 *Themenkomplex „Wechselwirkungen zu anderen Therapieformen":*

Der Themenkomplex „Wirkung", der die Interviews dominierte, wird gefolgt von dem Themenkomplex „Wechselwirkungen zu anderen Therapieformen." In diesem Themenkomplex zeigen sich eindeutige Unterschiede zwischen freier Praxis und Kliniksituation. Im Rahmen der Kliniksituation wurde hauptsächlich über die mit Watsu® kombinierten Therapieformen und über negative Wechselwirkungen, die durch die Kombination von Watsu® mit anderen Therapieformen entstanden, gesprochen.

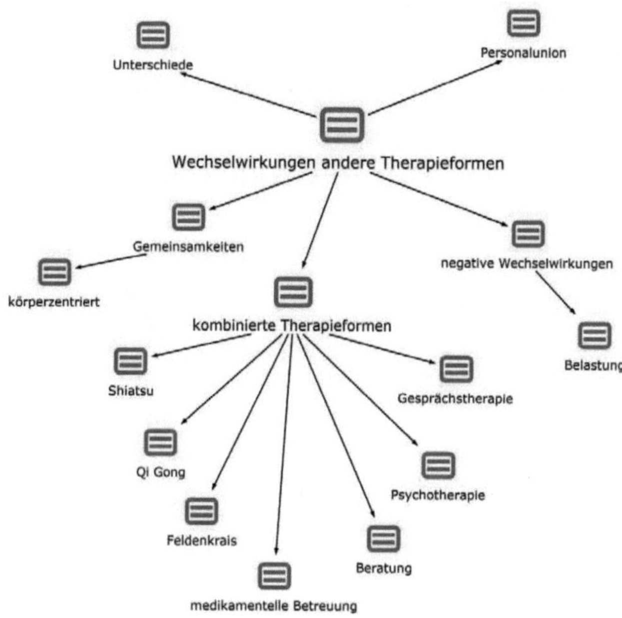

Abbildung 19: Themenkomplex Wechselwirkungen zu anderen Therapieformen

Die kombinierten Therapieformen bestanden aus Formen, die mit Watsu® ihre Körperbezogenheit teilten (z. B. Qi Gong, Feldenkrais) oder Watsu® durch eine kreative Basistherapie (z. B. Malen, Musik) ergänzten, sowie aus einer medikamentellen Betreuung der PatientInnen und aus Gesprächstherapie und Psychotherapie. Als positiv wurde hervorgehoben, dass die kombinierten Therapieformen die Aufarbeitung von Themen über unterschiedliche Kanäle und eine intensive und kontinuierliche Nachbetreuung und Begleitung der PatientInnen ermöglichen. Allerdings wurde dies in manchen Fällen auch als für die PatientInnen sehr belastend empfunden. Das Klinikpersonal selbst hatte mit der Kombination verschiedener Therapieformen insofern Probleme, als Kommunikationswege und Zeit und Raum für Teamkontakt manchmal fehlten. Während Zeitmangel und intensivere Teamgespräche in allen Interviews mit dem Klinikpersonal angeführt werden, tritt dieses Thema in Interview 4, dem Gespräch mit Person E (aus der Gruppe der ÄrztInnen) und Person B (PractitionerIn) besonders deutlich hervor.

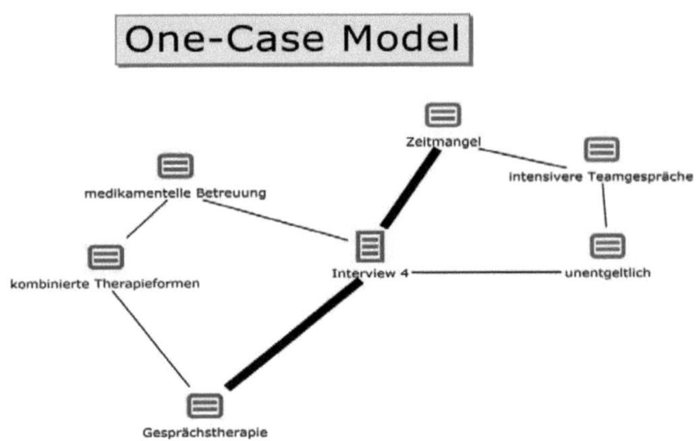

Abbildung 20: One-Case-Modell Interview 4, Personen E und B

(untersuchte Kategorien: Wechselbeziehungen, andere Therapieformen und Kritik/Verbesserungsvorschläge)

Wie das abgebildete One-Case Modell zeigt, korrelieren Aussagen zur Kombination von Watsu® mit Gesprächstherapie (medikamentelle Betreuung hingegen erhielt nur eine Codierung, ist daher ein vernachlässigbarer Faktor) stark mit geäußerter Kritik in

Form von Forderungen nach intensiveren Teamgesprächen (auch um die Effizienz der Kombination der Therapieformen zu erhöhen). Zeitmangel wird als wichtigster Grund angegeben, der intensivere Teamgespräche verhindert, gefolgt von mangelnden finanziellen Ressourcen, die alle über die wöchentliche Teambesprechung hinausgehenden Nachbesprechungen zu unentgeltlichen Leistungen machen.

In der freien Praxis hingegen war das dominierende Thema die Personalunion der PractitionerIn. Zwar wurde hier Watsu® unter anderem mit Mattenarbeit und Beratung kombiniert; doch all dies wurde von einer Person durchgeführt. Der in der Kliniksituation sehr dominante Punkt Teamkontakt und Besprechung der PatientInnengeschichten fällt hier demnach weg.

3.1.6.3 *Themenkomplex „Therapiewahl":*

Der Themenkomplex Therapiewahl verdeutlicht einen weiteren strukturellen Unterschied zwischen Kliniksituation und freier Praxis. Während der Punkt „Watsu® als Kundenwahl" in der untenstehenden Abbildung ausschließlich auf die freie Praxis entfällt, ist die Kliniksituation von „Zuweisung" geprägt.

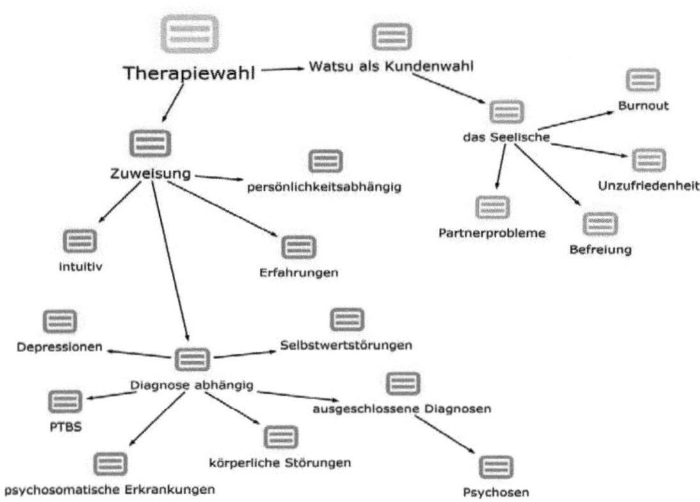

Abbildung 21: Themenkomplex Therapiewahl

Krankheitsbilder spielen in der freien Praxis keine Rolle, die Menschen kommen erstens von sich aus (werden nicht zugewiesen) und hauptsächlich wegen des „Seelischen", wie es Person G (PracitionerIn) ausdrückte. Im Vordergrund stehen also personenbezogene Schwierigkeiten anstelle von bestimmten Diagnosen. Die häufigsten Gründe die Watsu®-Praktizierende aufzusuchen, waren Unzufriedenheit, Partnerprobleme, Burnout und die Suche nach innerer Befreiung.

Der Vorgang der Zuweisung der PatientInnen zu den jeweiligen Therapieformen in der Kliniksituation erfolgte anhand unterschiedlicher Kriterien: Intuition und Vorerfahrungen wurden, ähnlich wie im Themenkomplex Wirkung, häufig erwähnt; es wurde personenbezogen zugewiesen (hier gab die Persönlichkeitsstruktur den Ausschlag über die Zuweisung, nicht aber eine eventuelle medizinische Diagnose) und nicht zuletzt auch Diagnose abhängig. Die erwähnten Diagnosen, bei denen zugewiesen wurde, bestanden aus Depressionen, PBTS, psychosomatischen Erkrankungen, körperlichen Störungen und Selbstwertstörungen. Ausgeschlossen wurden Psychosen. Hier wird die Kohärenz zwischen krankheitsbildabhängigen Wirkungsunterschieden und diagnosespezifischen Zuweisungen in der Kliniksituation deutlich. In beiden Themenbereichen dominiert das Intuitive, von Vorerfahrungen abhängige, über eine nach Diagnosen geordnete Klassifikation. Auch bei der Zuweisung wird häufig erwähnt, dass man sich nicht von Diagnosen abschrecken lässt, wenn Intuition, Erfahrung und die Persönlichkeitsstruktur des jeweiligen Patienten darauf hindeuten, dass Watsu® in diesem Fall einen positiven Beitrag leisten kann.

Angsterkrankungen, Schlafstörungen, emotionale Defizite und Missbrauch von Vertrauen stellen weitere; in den Interviews nicht zur Sprache gekommene Zuweisungsdiagnosen dar.

3.1.6.4 *Themenkomplex „Beziehung PractitionerIn–KlientInnen":*

Der Themenkomplex Beziehung zwischen PractitionerIn und KlientInnen nahm in den Gesprächen mit den beiden PractitionerInnen einen hohen Stellenwert ein, obwohl er in der Gesamtmenge der Interviews proportional ein wenig untergeht.

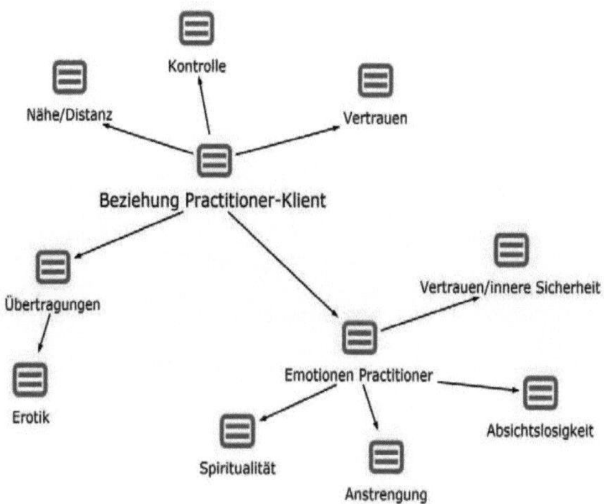

Abbildung 22: Themenkomplex Beziehung PractitionerIn-KlientInnen

Besonders das Gespräch mit Person G (PractitionerIn/freie Praxis) drehte sich häufig um die Interaktion zwischen KundInnen und Watsu®-PractitionerIn, wobei zentrale Elemente beidseitig entgegengebrachtes Vertrauen, ein gewisses Maß an Kontrolle über die Situation seitens der PractitionerIn und die Balance zwischen Nähe und Distanz waren. Gerade Nähe und Distanz wurden als schwieriges Thema dargestellt, da Nähe zum einen notwendig ist, um auch Vertrauen herstellen zu können, zum anderen aber zu viel Nähe bereits bestehende Abhängigkeiten und Bedürftigkeiten auf der Seite der KundInnen in negativer Weise verstärken könnte. Mögliche Übertragungen wurden nur in diesem Gespräch erwähnt; in Zusammenhang mit Erotik bei Männern. Allerdings stellt dies keine strukturelle Unterscheidung dar, sondern ist eher darauf zurückzuführen, dass in diesem Interview das Thema an sich thematisiert wurde, in den anderen Interviews jedoch nicht.

Emotionen seitens der PractitionerInnen stellt das zweite große Thema innerhalb dieses Themenkomplexes dar. Während Person G (freie Praxis) Absichtslosigkeit besonders stark hervorhebt, liegt der Fokus bei Person B (Klinik) auf Spiritualität und Vertrauen/innere Sicherheit (obwohl auch hier das Wort „Absichtslosigkeit“ gefallen ist).

3.1.6.5 *Themenkomplex „Arbeitsweise“:*

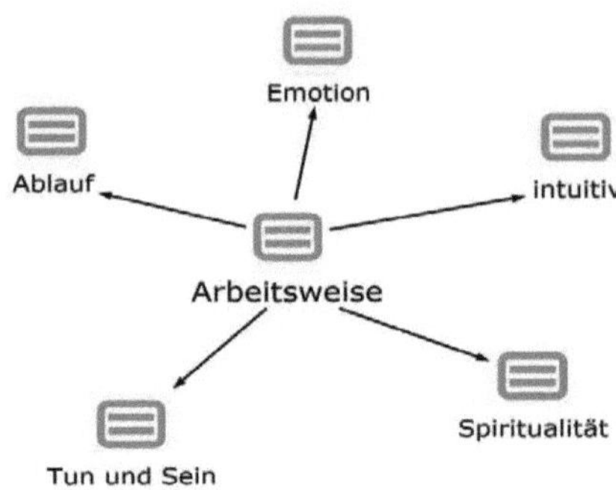

Abbildung 23: Themenkomplex Arbeitsweise

Der Themenkomplex Arbeitsweise kommt in den Gesprächen mit Person B (PractitionerIn/Klinik) besonders deutlich zum Vorschein. Wie auch schon im Themenkomplex Beziehung zwischen PractitionerIn-KlientIn ausgedrückt wurde, spielt Spiritualität in der Arbeitsweise von Person B eine entscheidende Rolle. Darüber hinaus wird der Unterschied zwischen Tun und Sein stark betont; es wird immer wieder darauf hingewiesen, dass die optimale Arbeitsweise darin besteht, nicht im Tun, sondern im „Sein“ zu sein. Person G (PractitionerIn / freie Praxis) betont, dass ihre Arbeitsweise darin besteht, einen ganzheitlichen Ansatz, der körperbezogen, lösungsorientiert und spirituell ist, zu verfolgen.

Beide PractitionerInnen betonen, dass ihr Arbeitsgebiet die Emotion ist.

3.1.6.6 *Themenkomplex „Kritik/Verbesserungsvorschläge“:*

Der Themenkomplex Kritik/Verbesserungsvorschläge entfällt ausschließlich auf die Kliniksituation. (Dieser Bereich wurde zwar in Bezug auf die freie Praxis während der Codierung der Interviews ebenfalls untersucht, es konnten aber keine Codes zugewiesen werden.) Wie bereits erwähnt, werden in der Kliniksituation intensivere

Teamgespräche (verhindert durch Zeitmangel und dadurch, dass unter den aktuellen Umständen ein Mehr an Teambesprechungen unentgeltlich stattfinden würde) und flexiblere Strukturen gewünscht. In Bezug auf die Watsu®-Stunden selbst wurden keine Kritik bzw. Verbesserungsvorschläge geäußert.

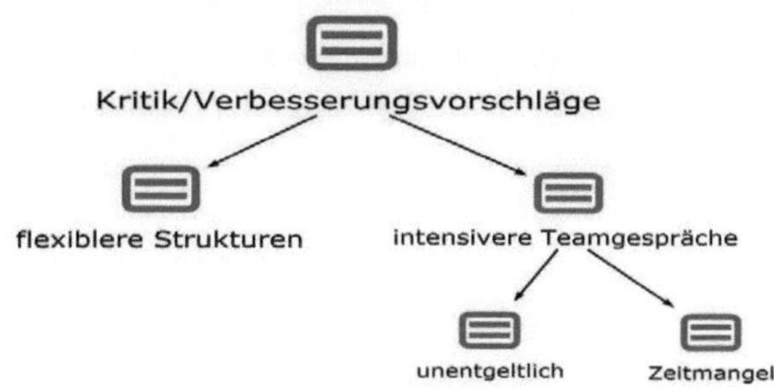

Abbildung 24: Themenkomplex Kritik/Verbesserungsvorschläge

3.1.7 **Zusammenfassung Unterschiede Klinik/freie Praxis:**

Zusammenfassend ist zum Vergleich von Klinik und Praxis zu sagen, dass sich die wesentlichen Unterschiede, die aus den Interviews herausgefiltert werden konnten, auf einer strukturellen Ebene befinden; wie z. B. der Umstand, dass Person G in der freien Praxis die kombinierten Therapieformen selbst bestimmen und durchführen kann oder dass Person B mit Zuweisungen von ÄrztInnen und Teambesprechungen konfrontiert ist, während Person G von KundInnen gewählt wird. Das untenstehende One-Case-Modell zeigt jene Aspekte der sechs Hauptthemenbereiche (Arbeitsweise wurde aufgrund der geringen Relevanz für das Modell exkludiert), die für Person G in der freien Praxis relevant waren. (Ein Vergleich mit den zu den jeweiligen Themenbereichen präsentierten Abbildungen verdeutlicht, welche Aspekte in der freien Praxis wegfallen.)

Abschließend ist zu sagen, dass sich die beiden PractitionerInnen in ihrer Arbeitsweise und ihren Einschätzungen von Themen nur gering unterscheiden, mit Ausnahme des Themenbereiches Wechselbeziehungen zu anderen Therapieformen. Hier betont Person G, dass sie gerne unabhängig arbeitet und sie die Kombination von externen Therapieformen (die sie nicht in Personalunion durchführt) eher als erschwerend und belastend empfindet; während Person B die positiven Möglichkeiten einer Kombination von Watsu® mit anderen Therapieformen betont (z. B. die Gewährleistung einer intensiven Nachbetreuung). Die Konsistenz der Aussagen der beiden PractitionerInnen weist darauf hin, dass die unterschiedlichen Rahmenbedingungen in der Kliniksituation und in der freien Praxis gegenüber etwaigen Unterschieden zwischen den PractitionerInnen bei Weitem überwiegen. Die Wirkungsweise von Watsu®, die spirituelle und intuitive Ebene, Erfahrungen mit den Emotionen der PatientInnen und KundInnen hingegen unterscheiden sich in der Darstellung der beiden PractitionerInnen eventuell graduell nicht aber qualitativ.

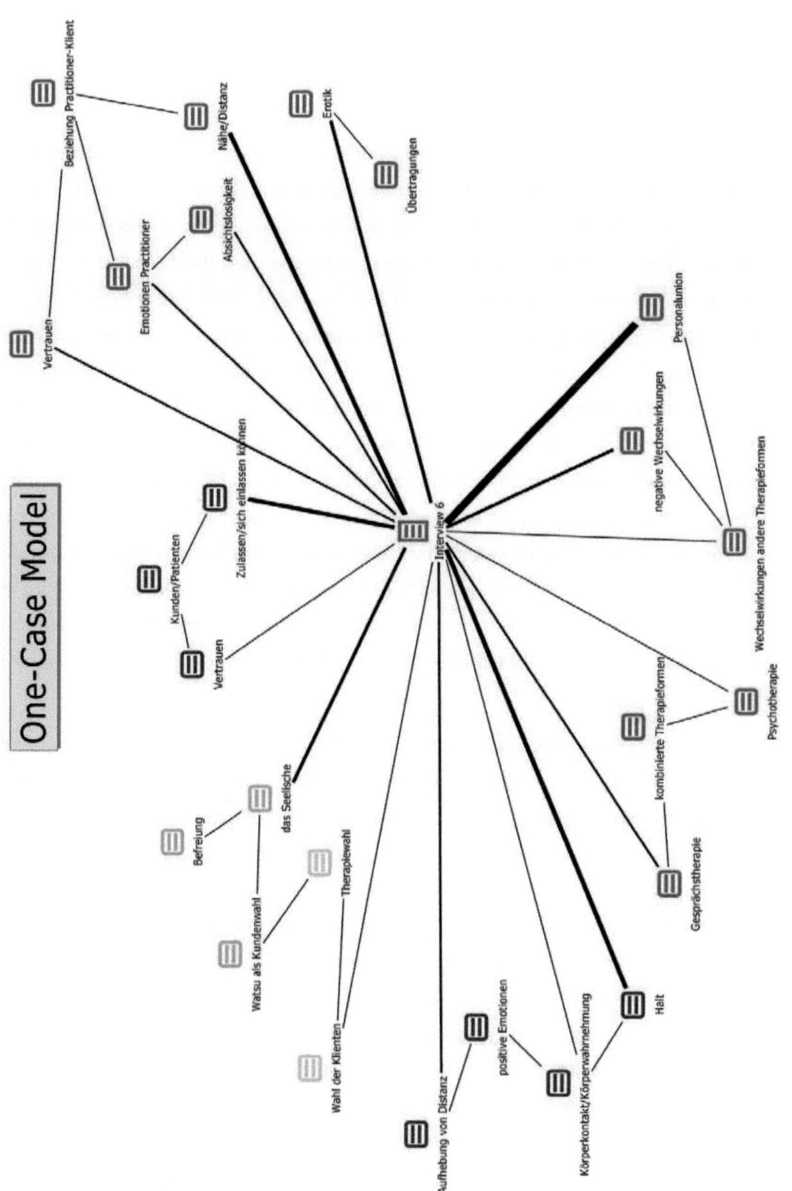

Abbildung 25: One-Case-Model

Das obenstehende One-Case-Modell bildet die einzelnen Themenkomplexe so ab, wie sie im Interview mit Person G auftraten. Im Gegensatz zu den Gesamtabbildungen bei den einzelnen Themenbereichen werden hier nur jene Kategorien und Subcodes abgebildet, die im Interview die höchste Relevanz erlangten. Die Dicke der Verbindungen zeigt die Häufigkeit und damit den Stellenwert der Themen im Interview an; während der Farbcode der Kategorien die Zuordnung zu den Hauptthemenkomplexen erleichtert; z.B. rot = Themenkomplex Wirkung. Das One-Case-Modell ist also eine vereinfachte Visualisierung der mittels des Code-Relations-Browsers festgestellten häufigsten Überschneidungen zwischen Person G und einzelnen Kategorien aus dem Codesystem. So wird z. B. ersichtlich, dass das Thema Personalunion für Person G sehr wichtig war, ebenso das Thema Nähe/Distanz im Komplex Beziehung PractionierIn-KlientInnen. Die wichtigste Wirkungsvoraussetzung für Watsu® waren auf Seite der PatientInnen/KlientInnen Vertrauen und zulassen/sich einlassen können. Die wichtigsten positiven Emotionen waren das Empfinden von Halt und die Aufhebung von Distanz im Zusammenhang mit Körperkontakt und Körperwahrnehmung. Wenn man die gelben Kategorien betrachtet, also jene aus dem Komplex Therapiewahl, dann wird deutlich, dass hier nur Watsu® als Kundenwahl auftritt, nicht aber Watsu® als Zuweisung, und dass bei Watsu® als Kundenwahl das Seelische eine große Rolle spielt. Die starke Verbindung zu negativen Wechselwirkungen im grünen Komplex Wechselwirkungen mit anderen Therapieformen spiegelt das Gefühl der PractitionerIn wider, durch externe Therapien eingeschränkt zu werden.

Aufgrund der Tatsache, dass nur mit Person G ein Interview als Einzelsprecher geführt wurde, kann nur für Person G ein eindeutiges One-Case-Modell erstellt werden, da die Analyseeinheit dafür immer das gesamte Interview sein muss. Ein Vergleich von Person G und dem Klinikpersonal ist visualisiert nur möglich, in dem man dieses One-Case-Modell mit den Gesamtabbildungen bei den einzelnen Themenbereichen vergleicht. Themen die in den Themenbereich-Gesamtabbildungen vorkommen, im One-Case-Modell zu Interview sechs jedoch nicht, sind nur für die Kliniksituation relevant. Die umgekehrte Analyse, also welche Themen für die freie Praxis von Relevanz sind aber nicht für die Kliniksituation, konnte durch den Vergleich von Codeüberschneidungen mithilfe des Code-Relations-Browsers durchgeführt werden, aber nicht in Form eines One-Case-Modelles visualisiert werden. Hier als Vergleich zum One-Case-Modell ein Ausschnitt aus dem Code-Relations-Browser, auf welchem die Häufungen von Halt und Aufhebung von Distanz im Bereich Wirkung – positive Emotionen sowie die Häufung von Zulassen/sich einlassen können und Vertrauen im Bereich Wirkung-Voraussetzungen-Kunden/Patienten zu sehen sind.

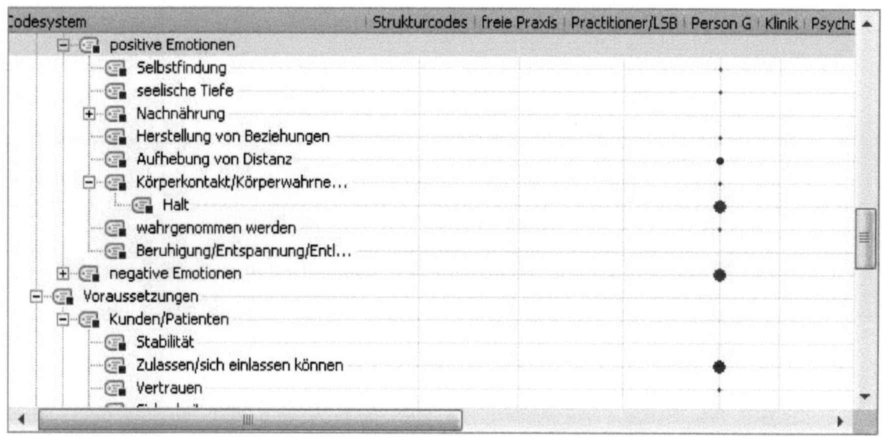

Nach diesem Muster wurde die gesamte Auswertung vorgenommen, wobei die wesentlichsten Ergebnisse aus der Analyse mit dem Code-Relations-Browser in den Text eingeflossen sind und wenn möglich und sinnvoll auch in Form von Modellen visualisiert wurden.

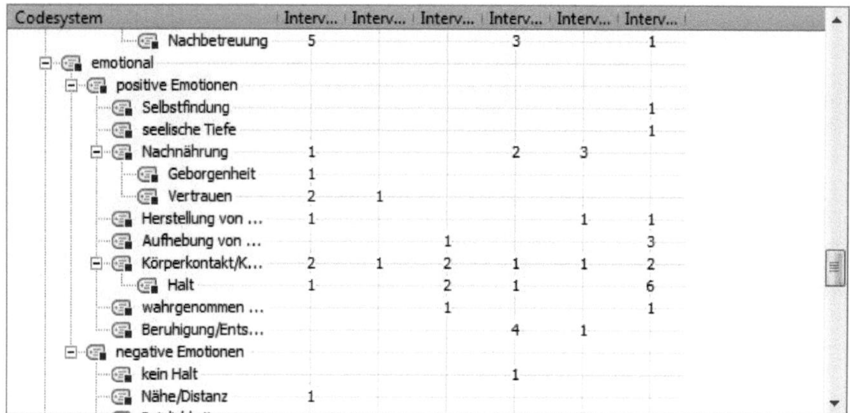

Codesystem	Interv...	Interv...	Interv...	Interv...	Interv...	Interv...
Nachbetreuung	5			3		1
emotional						
positive Emotionen						
Selbstfindung						1
seelische Tiefe						1
Nachnährung	1			2	3	
Geborgenheit	1					
Vertrauen	2	1				
Herstellung von ...	1				1	1
Aufhebung von ...			1			3
Körperkontakt/K...	2	1	2	1	1	2
Halt	1		2	1		6
wahrgenommen ...			1			1
Beruhigung/Ents...				4	1	
negative Emotionen						
kein Halt				1		
Nähe/Distanz	1					

3.2 Die Fragebögen

Von der WatsupractitionerIn der Klinik wurden 44 Patientenfragebögen mit dem Titel „***Meine Meinung zu Watsu®***" zur Verfügung gestellt. Sie wurden zwischen 2004 – 2008 erhoben und lagen in drei abgeänderten Versionen auf. Wurden die Patienten in den ersten zwölf Fragen um quantifizierbare Antworten gebeten, sollten sie zum Abschluss ihre persönlichen Eindrücke frei niederschreiben.

Die ersten Fragen bezogen sich auf das Alter, das Geschlecht, frühere Watsu-Erfahrungen und die Anzahl der bisher erfahrenen Watsubehandlungen.

Auf die Frage, wie wichtig für die PatientInnen der Psychosomatischen Klinik körperliche und seelische Entspannung im Allgemeinen ist, wurde folgendermaßen geantwortet:

Wie wichtig ist für Sie körperliche und seelische Entspannung im Allgemeinen?
35
5
2
2
0
1
2
3
4
5
Schulnotenssystem

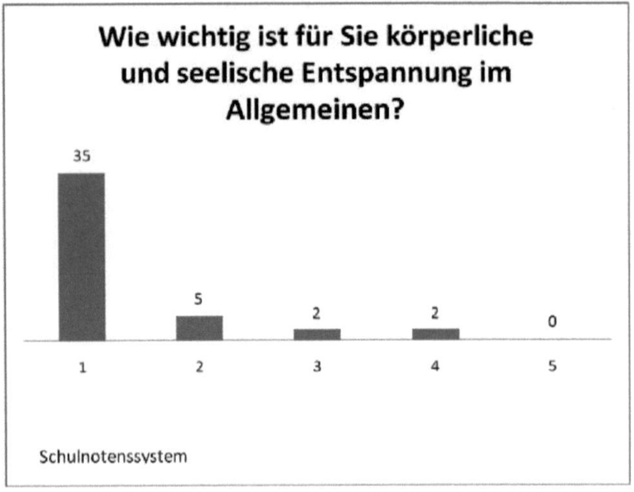

Abbildung 26

Diese Personengruppe hatte bereits Erfahrung mit Watsu® während des Aufenthalts in der Klinik gemacht und beurteilte den Beitrag von Watsu® zur Wiedererlangung des Wohlbefindens folgendermaßen:

Wie groß schätzen Sie den Beitrag von Watsu zu Ihrem Wohlbefinden ein?
45
40
35
30
25
20
15
10
5
0
1
2
3
4
5
Schulnotenssystem

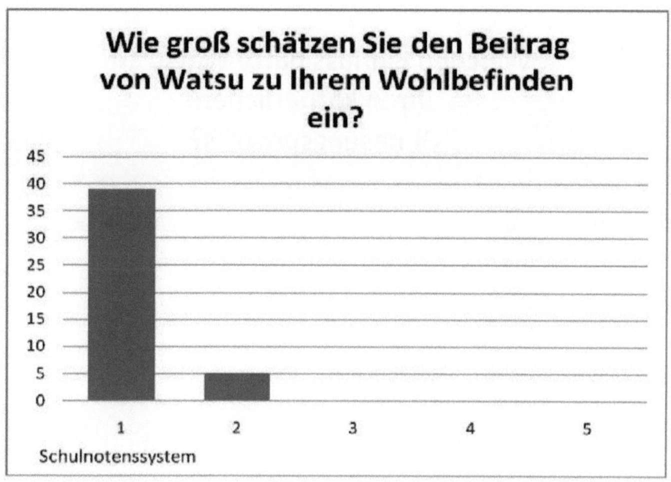

Abbildung 27

Beachtenswert ist auch die überwiegende Meinung, dass Watsu® die herkömmliche Therapie (im Fall der Klinik Gesprächsterapie) unterstützt.

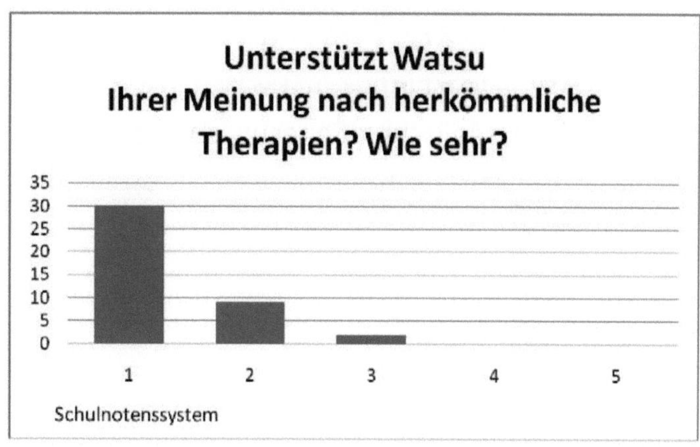

Abbildung 28

Wurden die PatientInnen nach dem Einfluss von Watsu® auf ihren körperlichen und seelischen Genesungsprozess gefragt, bejahte eine signifikante Mehrheit.

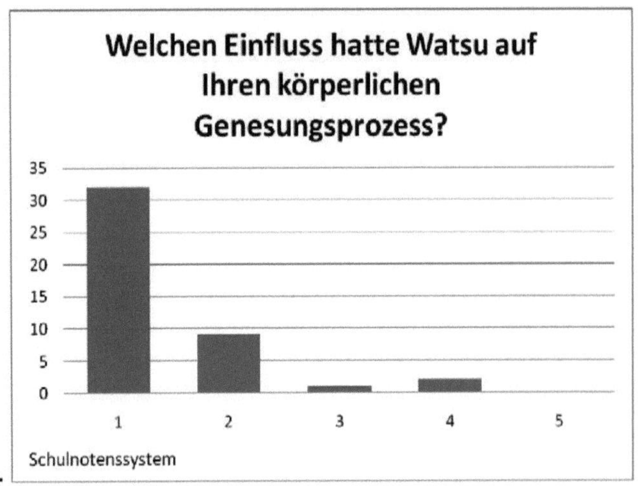

Abbildung 29

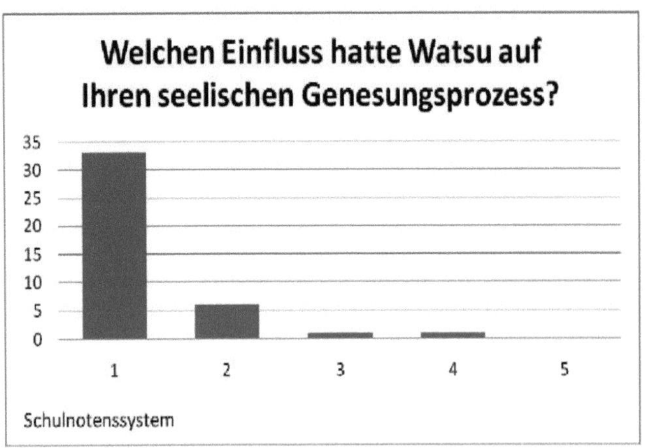

Abbildung 30

Die Antworten auf die nächste Frage zeigt, wie sehr die PatientInnen von Unruhe in ihrer Lebensqualität beeinträchtigt waren.

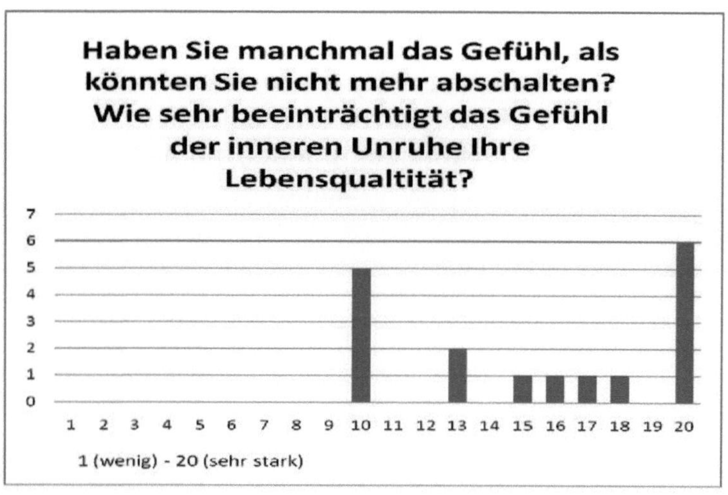

Abbildung 31

Die Frage nach dem Entspannungszustand nach einer Watsubehandlung wurde von der Mehrheit bejaht, aber es schien auch bei einer deutlichen Gruppe von PatientInnen gar nicht gewirkt zu haben. Dies steht in einem scheinbaren Widerspruch zu den vorher getätigten Aussagen und läßt Vermutungen über die Schwere der Beeinträchtigungen zu.

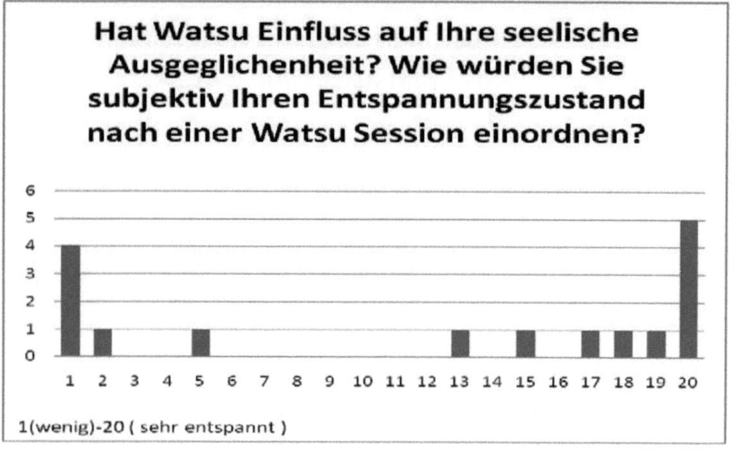

Abbildung 32

Deutlich hingegen die Reaktion auf Schmerzzustände – hier wurde eine deutliche Verbesserung der Schmerzzustände ausgesagt.

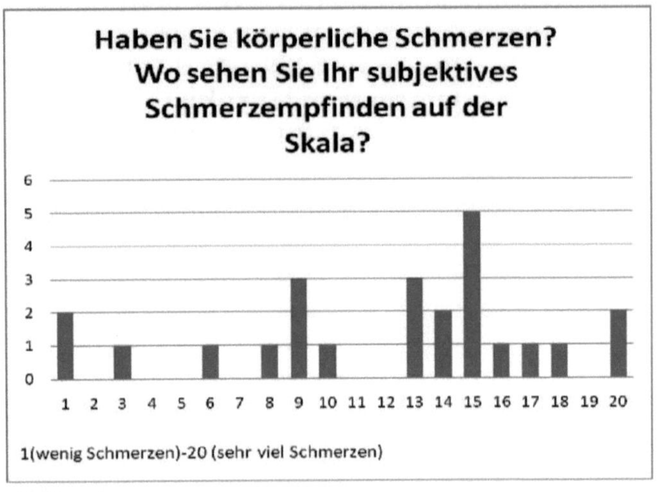

Abbildung 33

Im Schmerzbereich wurde von 83 % der Befragten eine Verbesserung ihres Zustandes angegeben.

Haben sich Ihre Schmerzen nach einer Watsu-Session gebessert?
ja
nein
17%
83%

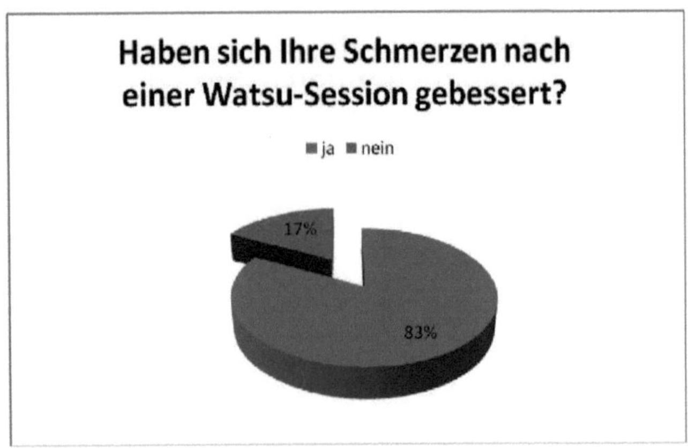

Abbildung 34

In den Fragen 14 – 17 wurden die Veränderungen bezüglich des Vertrauens, der Körperwahrnehmungen und des Genesungsprozesses in freier sprachlicher Äußerung abgefragt.

Frage 14) **„Im Bezug auf ‚Vertrauen können' – hat sich durch Wassershiatsu etwas verändert?"**

„Ich fühle mich angenommen, gehalten, getragen. Es hat in meiner Kindheit gefehlt."
„In den Wassershiatsustunden konnte ich sehr gut loslassen und Vertrauen gewinnen, aber im Alltag fällt es mir schwer."
„Sich im Wasser einer `fremden´ Person anzuvertrauen, bedarf einer gewissen Vorarbeit. Die ist Frau L in Gesprächen mit mir sehr gut gelungen."
„Habe mehr Vertrauen gewonnen."
„Ich habe gelernt mehr mir selbst zu vertrauen, mehr Zuversicht und Lebensfreude zu gewinnen. Das warme Wasser stellt für mich ein ideales Medium dar. Die begleitende sanfte Therapie gewinnt durch das hohe Einfühlungsvermögen der Therapeutin sehr an Gewicht."
„Ja, ich kann mir selbst und anderen besser vertrauen. Mir, dass ich die notwendigen Änderungen vollziehen kann und den anderen, dass sie mir dabei helfen können."
„Geborgenheit, die mir noch nie zuvor auf Erden geschenkt wurde. Aus dieser getragenen Geborgenheit erwachte ich zum ureigenen `Ich´. Zum richtigen Zeitpunkt erlebte ich Ihr zartes Loslassen, als meine tiefste Frauenseele mich berührte."
„Ja, ich habe ein sehr großes Vertrauen zu meiner WassershiatsutherapeutIn bekommen. Und dadurch auch wieder Vertrauen zu meinen Mitmenschen."
„Für mich war Wassershiatsu ein Geschenk. Ein Mensch, der für mich da war! Ich war wie ein Baby in den Armen der Mutter. Ein Gefühl, das ich nicht kenne!"
„Ja! Es war eine große Überwindung, die Kontrolle abzugeben, aber die Erfahrung dadurch war unbeschreiblich bereichernd. Wenn jemand meinen Hals berührt hat, bin ich ausgerastet. Bei Wassershiatsu habe ich es als Ok erlebt, weil ich mich anvertrauen konnte. Danke!"
„Zwischen uns hat die `Energie´ sofort gestimmt. Das Vertrauen war leicht möglich. Generell baue ich Vertrauen eher schwer auf."
„Ja, ich habe gelernt nach innen zu hören, meinen Empfindungen zu vertrauen und mich jemanden anzuvertrauen."
„Ich habe gelernt wieder etwas Vertrauen in andere Menschen zu haben. Bei anderen Therapien konnte ich diese Schwelle nicht überwinden (Tanzgruppe usw.)."

„Ich hatte vorher schon das Gefühl, das ich einigen Menschen vertrauen kann. Nur habe ich das Angebot nicht nützen können, da ich das Gefühl nicht loswurde, andere nicht mit meinen Problemen belasten zu dürfen. Bei Wassershiatsu habe ich gelernt, dass auch ich das Recht habe, über meine Probleme zu sprechen."

„Erlangen einer positiven Lebenshaltung, weniger Angst vor dem älter werden, mehr Offenheit zu dem Partner."

„Vertrauen in andere: Berührungen zulassen und sogar als angenehm zu erleben. Vertrauen in mich: Loslassen lernen, vertrauen darauf, dass ich meinen Weg finden werde und nur auf mich zu hören brauche."

„Urvertrauen: Durch die Geborgenheit, die man durch Wassershiatsu erlebt, fällt es leichter zu vertrauen, dass es die Welt (Gott) gut mit einem meint. Führt zu innerer Ruhe und Zufriedenheit."

„Ja, ungemein! Ich habe mich sehr gut aufgehoben gefühlt – ohne Leistungszwang, einfach ‚sein'; ich vertraue jetzt dem Leben mehr – auch wenn es existenzielle Sorgen gibt, gerichtliche Belastungen (Besuchsrecht), auch wenn ich Ängste habe, ob und welche Arbeit ich finden werde, wie mein Leben auch privat weiterläuft – es gibt so viele Sehnsüchte und Wünsche – aber ich kann sie gelassener annehmen."

„'Vertrauen können' stark verbessert durch Wassershiatsu! Dadurch hat sich auch das Selbstvertrauen verbessert – das Vertrauen zum Ehemann hat sich auch verbessert. Vertrauen zu fremden Personen: keine Veränderung."

„Nein, dieses Gefühl nur bei Wassershiatsu."

„Absolut. Durch den Versuch sich fallen zu lassen stieg das Vertrauen. Durch das wachsende Vertrauen gelang das Fallenlassen immer besser. Das Vertrauen ins Leben war das Resultat."

„Ja! Es sind ja doch nicht alle Menschen `nicht vertrauenswürdig´. Ich kann mich doch auf andere Menschen verlassen, wobei das völlige Hineinfallenlassen und mich völlig in die Hand eines anderen Menschen zu geben, fällt mir noch schwer."

„Nicht in Bezug auf mein Leben – z. B. Zwänge loslassen."

„Zur Wassershiatsu-Frau Vertrauen. Sonst gleichbleibend."

„Mein Vertrauen zu Ihnen als Therapeutin war grenzenlos."

„Ich habe bei Wassershiatsu auf wunderbare Weise das Gefühl `ich kann mich jemandem anvertrauen´ kennengelernt! Ich fühle mich geborgen und brauche keine Angst haben. Ich bin in guten Händen!"

„Obwohl ich Nichtschwimmerin bin, hatte ich sofort das Gefühl der Sicherheit. Ich möchte es direkt als das `Urvertrauen´ bezeichnen und möchte diese Therapie, wo ich mich wie ein Baby im Mutterleib fühlen durfte, nicht missen."

Frage 15) ***„Im Bezug auf ‚Körperwahrnehmung' – hat sich durch Wassershiatsu etwas verändert?"***

„Es war sehr angenehm zu erleben, wie sorgsam bei Wassershiatsu mit dem Körper umgegangen wird. Die Bewegungen haben bei mir dazu geführt, dass ich mich angenehm gespürt habe und mich in mir wohler gefühlt habe. Ich spüre mich einfach im Wasser bei Wassershiatsu viel bewusster, intensiver."

„Ich nehme meinen Körper sehr angenehm wahr. Die Verspannungen und Schmerzen an der linken Körperhälfte wurden besser."

„Keine gravierenden Verbesserungen, aber es war ein guter Anfang, würde über längere Zeit sicher mehr bewirken."

„Die Leichtigkeit und Schwerelosigkeit des Körpers im Wasser war mir eine große Hilfe den Druck in meinem Inneren zu mildern und mich freier zu fühlen."

„Spüre mich besser."

„Ich fühle meinen Körper intensiver. Meine Beweglichkeit nahm zu. Ich traue mir selbst mehr zu. Das Selbstwertgefühl wurde wesentlich gestärkt, die Depression ist leichter zu ertragen. Mein Körper, meine Psyche sind Freunde geworden."

„Ja, eine positive Veränderung."

„Ich habe wahrgenommen, dass ich auch Mensch bin und lebe."

„Ja! Dadurch, dass ich Zeit und Raum durch Wassershiatsu hatte, den Körper zu spüren, bin ich sensibler geworden für Körperwahrnehmungen."

„Mehr positiver Bezug zum ganzen Körper, mehr Kontakt mit dem Körper aufnehmen, mehr auf die Sprache des Körpers hören lernen."

„Schmerz zulassen – aber wahrnehmen und darauf reagieren. Schauen, dass ich mir auf `Vollgasphasen´ auch wieder Ruhe gönne."

„Bei den schnelleren, ausholenderen Bewegungen dehnte die Kraft des Wassers meine Gelenke. Das tat wohl und war aufregend: ich spürte neue Lebenslust."

„Ja, die Körperwahrnehmung ist seither besser."

„Behutsam und langsam haben sie meine Blockaden gelöst."

„Ja, ich spüre meinen Körper intensiver."… „bei der ersten Therapie empfand ich ein Gefühl des Schwebens, der Leichtigkeit des Körpers, bei den darauffolgenden Wassershiatsu-Stunden konnte ich immer mehr feststellen, wie sehr mein Körper ein Ganzes ist, das der gesamte Körper zusammenhängt und durch kleinste Bewegungen und leichte Massagen und Dehnungen sich angenehmer anfühlt und weicher und wärmer wird."

„Durch das Loslassen und die völlige Entspannung wurde die Körperwahrnehmung wieder reaktiviert und verbessert."

„Wassershiatsu ist das einzige, dass mir bei meinen dauernden Rückenschmerzen zeitweise Linderung verschafft."

„Einfach das Empfinden, doch in diesem Körper noch weiterleben zu wollen. Es ist nun einmal mein Körper – für den ich Verantwortung trage."

„Wahrnehmung war für mich super, aber alles hat eine Grenze da."

„Mehr Vertrauen auf den eigenen Körper, weniger Schmerzen – ein phänomenales Erlebnis!"

„Den Körper so angenehm zu spüren war sehr hilfreich gegen meine Essstörung (Magersucht). Sehr wichtig war den liebevollen Umgang mit meinem Körper zu erleben, da ich immer wieder Selbstverletzungen machte."

„Ja, ich kämpfe mit dem Älterwerden und akzeptiere meinen Körper nun mehr."

„Selbstschädigendes Verhalten ist nicht mehr so stark da."

„Absolut. Durch die Leichtigkeit im Wasser und das Getragen werden konnte ich mich voll auf mich konzentrieren, meinen Körper und ‚meinen GEIST' wahrnehmen, die Blockaden erkennen."

„weniger, da ich mich völlig auf das `mich fallen lassen´ konzentriert habe."

„Aufrechter Gang, mehr Selbstbewusstsein."

„Ja, ich habe erfahren und bemerkt, wie hart mein Bauch war und ich habe richtig atmen gelernt."

„Mein Körper ist nicht mein Feind! Das muss ich mich immer wieder erinnern."

„Noch nicht verändert."

„Schmerzen sind erleichtert."

„Ich frage mich jetzt öfter ob dieses oder jenes, was ich mache, auch gut für mich ist."

„Die Wahrnehmung meines Körpers war in den letzten 50 Jahren noch nie so intensiv."

„Ich bin ein freier Mensch geworden."

„Für mich ist Wassershiatsu eine wertvolle Hilfe beim `in mich hineinhorchen und beim Lösen von körperlichen Verkrampfungen."

Frage 16) „***Wie haben Sie Wassershiatsu als Teil des Genesungsprozesses empfunden?***“

„Ja, es hat sehr gut getan. Schon das erste Mal spürte ich eine angenehme Müdigkeit abends, ich konnte mich fallen lassen.“

„Positiv, es hat zum besseren Allgemeinzustand sehr viel beigetragen.“

„Wassershiatsu ist für mich insofern eine sehr große Hilfe, da Wasser für mich Entspannung bedeutet und ich es in dieser Form noch nicht genossen habe.“

„Hatte großen Anteil.“

„Wassershiatsu war sehr für mein Wohlbefinden wichtig. Die mir selbst gesetzten Ziele werden erreicht (Schmerzverminderung, geringere Medikamentenabhängigkeit, neue Lebensqualität).“

„Sehr hilfreich.“

„Sehr, sehr gut. War für mich die erfolgreichste Therapie.“

„Nach Wassershiatsu ist es mir gut gegangen. Ich konnte lachen.“

„Ich habe angenommen, dass mein Körper in Ordnung ist, wie er ist; durch Berührung ganz tief Innen, berührt werden – Schutzmauern durch die Vertrauensbasis fallen lassen können; hab ich extrem befreiend erlebt . einmal fallen lassen dürfen, loslassen ein Stück gelernt – WASSERSHIATSU ist für mich Ruhepol und Kraftquelle, habe Halt und Geborgenheit erlebt.“

„Es war einfach großartig! Die schönste Therapie für mich. Ich bin sehr dankbar …“

„Tut Körper, Geist und Seele gut – ist ein großer Beitrag zu meiner Genesung. Das gesamte Lebensbewusstsein wurde wieder mobilisiert, ich an die wichtigen Dinge im Leben erinnert.“

„Als sehr wichtig. Es war der erste Schritt aus einem tiefen Loch.“

„Es war eine unbeschreibliche, besondere Erfahrung, wunderschön!! Wie Tod und Geburt … “

„Ich habe mich auf jede Wassershiatsu-Therapie sehr gefreut, auch das hat schon zur Genesung beigetragen, sich auf etwas freuen zu können. Ich konnte mich fast immer gut entspannen und anschließend in einen sehr tiefen Schlaf versinken. Ihre natürliche und Wärme ausstrahlende Art hat mir immer wieder Ruhe gegeben und alle Gespräche mit Ihnen gaben mir neue Kraft. Danke!“

„Wassershiatsu hat eine sehr wichtige Rolle gespielt und ich habe eine weitere Methode gefunden Stress zu bewältigen, Ruhe zu finden und teilweise meine Aggressionen besser in den Griff zu bekommen.“

„Ich habe in einer Wassershiatsustunde von massiven Suizidgedanken ins Leben zurückgefunden. Erstmals hatte ich wieder mitten in einer Stunde das Gefühl, doch wieder Leben zu wollen – und einiges einfach noch zu er-leben.“

„Einfach großartig. War sicherlich eine der besten Therapien, die ich bis dato genießen durfte."

„Ich konnte abschalten, besser als sonst."

„Ausgezeichnet, wesentliche Unterstützung eines Rehabilitationsprozesses, ganz neues Lebensgefühl."

„Für mich war die Erfahrung sich anzuvertrauen und loszulassen sehr hilfreich, da ich ständig das Gefühl habe alles fest im Griff haben zu müssen, alles zu planen, überhaupt keinen Zugang zu Intuition, Gefühlen hatte."

„Es war ein ganz wichtiger Teil um Abstand von meinen Problemen zu finden; Gelöstheit; sich nicht mehr so sehr in die Alltagssorgen hineinziehen zu lassen, den Schutz Gottes zu erleben, sich mit seinem Lebensschicksal zu versöhnen."

„Hat mir von allen Therapien am besten gefallen, hat mir gut getan. Körper ist entspannter. Ich habe den Mut gefasst, zu Hause etwas zu verändern!!!"

„Leider keine anhaltende Wirkung (zu kurz). Für Schmerzpatienten wie mich wäre eine tägliche Wassershiatsu-Therapie sinnvoll. Das Glücksgefühl der schmerzfreien Stunde ist durch keine andere Therapie zu ersetzen!"

„Für mich war Wassershiatsu der wesentliche Teil meiner Genesung. Ich habe dadurch den Fluss und den Sinn des Lebens erfahren, die Eigenverantwortung, dass jeder für sich selbst verantwortlich ist und es somit keine Schuld gibt, erkannt. Hier wurde mir klar, wer ich bin, warum ich da bin und wohin ich gehen will."

„Noch nicht genesen. Äußerst angenehm, entspannend, vertrauensfördernd und stärkend. Geborgenheit."

„Wassershiatsu nimmt Platz drei beim Ranking aller Therapien auf Pavillon sieben ein."

„Das hat mir sehr viel gebracht. Ich habe meinen Körper durch das Wassershiatsu richtig kennengelernt. Mein Schamgefühl für meinen Körper habe ich ein wenig wegbekommen."

„Angenehm, wohltuend"

„Wassershiatsu hat sicherlich sehr viel dazu beigetragen, dass es mir nun besser geht als vorher."

„Für mich ist Wassershiatsu eine wertvolle Ergänzung zu den Therapien für meinen seelischen Genesungsprozess und daher nicht wegzudenken. Besonders hervorheben möchte ich die wertvollen Gespräche vor und nach den Anwendungen im Wasser."

„Mittlerweile gelingt es mir manchmal diese Gefühle im Alltagsleben nachzuvollziehen. Das liegt nicht allein an Wassershiatsu, aber durch das `Leichte und Einfache´ konnte ich sehr schnell sehen, wie wenig es braucht, um Zufriedenheit, Vertrauen und Entspannung zu spüren."

Zusammenfassung der Antworten aus dem Fragebogen

Die PatientInnen der Klinik gaben an, dass Entspannung ein wichtiger Bestandteil ihres Lebens ist und sie durch Unruhe Beeinträchtigung erfahren. Watsu® konnte hier überwiegend einen positiven Einfluss auf den Entspannungszustand bewirken. Watsu® erschien den meisten PatientInnen sehr wichtig für den körperlichen und seelischen Genesungsprozess und leistete einen hohen Beitrag zum Wohlbefinden der Menschen. Auch wurde es als unterstützende Maßnahme für andere Therapien erlebt. Am deutlichsten entlastend wirkte Watsu® bei SchmerzpatientInnen. Es wurden starke Verbesserungen der Schmerzzustände nach Watsubehandlungen namhaft gemacht.

Die Fähigkeit zu vertrauen wurde bei den meisten PatientInnen durch Watsu® aktiviert – Vertrauen zu sich selbst und zu den Mitmenschen. Einige Antworten sprachen sogar vom Gewinn von Ur- und Selbstvertrauen. Man fühlte sich wie ein Baby im Mutterleib. Andere wiederum erlangten Lebensfreude und Zuversicht. Das Empfinden von Geborgenheit, Sicherheit, dem Getragenwerden und dem Angenommensein spiegelt etliche Patientenerfahrungen wieder. Auch konnten einige ihr Bedürfnis nach Kontrolle abgeben und Berührungen zulassen. Dies spielt vor allem bei der Behandlung von traumatisierten PatientInnen eine Rolle. Die PatientInnengruppe, bei der Watsu® nichts bewirkte, war vergleichsweise gering.

Bei der Wahrnehmung des eigenen Körpergefühls stand vor allem das „sich selbst besser spüren können" im Vordergrund, dicht gefolgt von dem Glücksgefühl der schmerzfreien Stunde, wie es eine Patientin ausdrückte. Blockaden konnten gelöst werden, vermehrte Beweglichkeit wurde empfunden. Der sorgsame Umgang der BegleiterIn löste Lebenslust und Liebe zum eigenen Körper aus. Selbstschädigendes Verhalten trat nicht mehr so stark in den Vordergrund, als ob die Schwerelosigkeit des/der Erfahrenden half, den inneren Druck zu mildern. Watsu® wurde auf verschiedenste Art als Teil des Genesungsprozesses empfunden: als Stellvertreter für das Leichte und Einfache, als Körper-Geist-Wahrnehmung, als Möglichkeit das Schamgefühl für den Körper abzubauen, als neue Lebensqualität, Ruhepol und Kraftquelle. Es wurde Zugang zu den eigenen Gefühlen gefunden, entspannt und eine Methode zur Stressbewältigung erfahren.

4. Entwicklungspsychologische Aspekte und leibbezogene Therapietheorie

In diesem Kapitel sollen der theoretische Hintergrund und die Sinnhaftigkeit des leibbezogenen Arbeitens in der Therapietheorie dargelegt und beispielhaft aufgezeigt werden.

4.1 Entwicklungsaspekte

4.1.1 Die „normale“ psychische Entwicklung

Um den Prozess der Regression verstehen zu können, ist es hilfreich, die Stufen der normalen psychischen Entwicklung zu kennen. Die Entwicklung des Ich-Bewusstseins ist hierbei von zentraler Bedeutung. (Daniel Stern 2007, 179 ff)

Petzold beschreibt die Entwicklungsschritte der ersten Lebensjahre folgendermaßen (vgl. Dorothea Rahm et al. 1993, 190 ff):

> Das menschliche Lebewesen bildet bereits vorgeburtlich ein „organismisches Selbst“, das heißt, der Organismus entwickelt die Grundlagen der Wahrnehmung und der Reaktionsfähigkeit, ohne dass das Wahrgenommene schon in komplexer Form gespeichert werden kann (Petzold 1993). Der Organismus ist eingebunden in die intra-uterine Lebenswelt und ist gleichzeitig – ab ca. dem dritten bis vierten Monat der Schwangerschaft – bereits abgegrenzt und fähig zu Kontakt durch selbstinitiierte Bewegungen und Abstimmungen mit Bewegungen der Mutter. In diesem organismischen Eingebunden sein wurzelt die Fähigkeit des Menschen zu Grundvertrauen.
>
> In der Zeitspanne vom sechsten Schwangerschaftsmonat bis ca. zum dritten Monat nach der Geburt bildet sich das „archaische Leib-Selbst.“ Es zeichnet sich vor allem durch die Fähigkeit zur Affektbildung und zur affektiven Reaktion aus – zum Beispiel in Form von Erregung und Beruhigung.
>
> Ab dem dritten bis zum siebten Lebensmonat bildet sich in Abhängigkeit von der Reifung des Zentralnervensystems das „archaische Ich“ durch intrapersonale Erfahrungen und durch intrapersonale Daseinsgewissheit aus.

Durch einfühlende Zuwendung entwickelt sich ca. zwischen dem achten bis zwölften Monat das „subjektive Leib-Selbst." Das Kind bekommt ein Gefühl dafür, dass es ein Selbst ist mit eigenen Gefühlen und Wünschen. Es entwickelt Selbst-Gewissheit, die über die Daseins-Gewissheit des „archaischen Selbst" hinausgeht. Es zeigt z. B. intensiven Jubel, wenn es die Bauklötze umwirft. Grundlage für dieses Verhalten ist die Gewissheit, dass der andere (als Subjekt) ähnliche Gefühle hat wie das Baby selbst: aus dem Miteinander (Inter-Subjektivität) bildet sich das Individuelle (Subjektive) heraus.

Zwischen dem zwölften und achtzehnten Lebensmonat beginnt – im Zusammenhang mit der Sprachentwicklung – die Ausformung der Identität. Zu Beginn lernt das Kind durch Wiederholungen seine Bezugspersonen mit „Mama" und „Papa", wie seinen eigenen Namen, zu benennen. Die eigenen Körperteile bekommen ebenso Namen und werden „wie von außen" als zu dem Kind-gehörig gesehen. Das Kind beginnt so, Exzentrizität zu entwickeln. Auf diese Weise wird der eigene Leib noch einmal ganz neu angeeignet. Das Kind lernt, die eigene Mimik und Gestik im Kontakt gezielter einzusetzen und die Körpersprache seiner Bezugspersonen bewusster zu lesen. Hierdurch werden die Grundlagen für die eigene Identifikation gelegt.

Über die sprachlich-symbolische Erfassung der Welt, die Identitätserfahrung sowie über beginnendes Rollen-Handeln entsteht reflexive Selbsterkenntnis. Damit ist ca. im vierten bis fünften. Lebensjahr die Grundlage für „reife Identität", „reifes Ich", „reifes Selbst" gelegt. Reif bezieht sich in diesem Zusammenhang auf dem auf die kindliche Lebens- und Erfahrungswelt.

Das Entwicklungskonzept von Daniel Stern (2007) weist große Ähnlichkeit mit dem der Integrativen Therapie auf. Seine Forschungsergebnisse über die Entwicklung des Selbst in den ersten Lebensmonaten und -jahren bilden eine wichtige Grundlage der gesamten Entwicklungstheorie (vgl. Rahm et al 1993, 192 f). Stern fasst die Entwicklung des Selbst, ebenso wie die Integrative Therapie vom Ansatz der Interaktion auf. Sein zentrales Konzept ist das der Intersubjektivität. Der Aufbau des Selbst geschieht durch intersubjektive Erfahrungen. Er hat dies durch Beobachtungen von Mutter-Kind-Interaktionen belegt.

Nach Stern gibt es vier Phasen in der Entwicklung des Selbst-Gefühls:

1) Das Gefühl eines „auftauchenden Selbst"

Bis zum zweiten Lebensmonat entwickelt der Säugling Selbstfunktionen, die am ehesten als Empfindung davon, dass Organisations- und Lernprozesse ablaufen, verstanden werden können. Dabei bilden sich Bedeutungsinseln (Zusammenhänge), die von einem späteren Betrachtungszeitpunkt aus gesehen – noch weitgehend voneinander getrennt sind. Der Säugling verfügt über eine amodale Wahrnehmung. Das Baby kann z. B. den Schnuller optisch als auch taktil (im Mund) erkennen. Diese a-modale Wahrnehmung beruht auf der angeborenen Fähigkeit des Säuglings, „Gestalt-Qualitäten" wahrzunehmen: Formen, Rhythmen, Intensitäten von Reizen. Anfänglich sind Wahrnehmungen und Erfahrungen noch unverbunden. Allmählich bilden sich einfache Schemata heraus, z. B. „Daumen in den Mund."

Die wesentlichen Empfindungen in den ersten Monaten nennt Stern Grundaffekte. Nach Stern verfügen Säuglinge sowohl über kategoriale Affekte wie z. B. Ärger, Trauer, Freude als auch über Vitalitätsaffekte. Hiermit sind Bewegungs-Impulsqualitäten wie „Fluten", „Aufbranden", „Wegsickern", „Explodieren", „An- und Abschwellen", etc. gemeint. Stern bezeichnet mit den Vitalitätsaffekten Gestaltqualitäten von vitalen Gefühlen, Empfindungen, Reizkonstellationen, die integrierende, ordnende Funkionen haben. Stern nennt das Erleben des Säugling während des Organisationsprozesses von Wahrnehmung und Bewegung das "Gefühl des sich bildenden Selbst." Diese Prozesserfahrung ist in allen späteren kreativen Prozessen wirksam.

2) Das Gefühl eines „Kern-Selbst."

In der Zeit zwischen zwei bis sieben bzw. neun Monaten entwickelt sich das „Kern-Selbst" als auch der „Kern-Andere." Mit „Kern" meint D. Stern den zentralen Ausgangspunkt, nicht ein in sich abgeschlossenes Selbst. In sich ist das Kern-Selbst in vier Teilaspekte ausgebildet:

> Handlungs-Selbst: die Empfindung dafür, Verursacher der eigenen Körperbewegungen zu sein – und nicht Verursacher der Körperbewegungen

anderer zu sein. Hierzu gehört auch die Empfindung, einen Willen zu haben und dadurch Handlungen, Folgen auslösen zu können.

Selbst-Zusammenhang: die Empfindung, eine physische Einheit zu sein, mit Grenzen und einem Kern, von dem koordinierte Handlungen ausgehen, in Ruhe und in Bewegung.

Affekt-Selbst: die Empfindung, geordnete innere Gefühlsqualitäten, Affekte und Wünsche zu haben.

Geschichtliches Selbst/ Zeit-Selbst: die Empfindung von Dauer, von Wiederholung, von gleichbleibenden Ereignissen.

In dieser Zeit entwickeln sich die Grundlagen differenzierter Beziehungen. Basis für die Entwicklung von Beziehungen ist eine innere Vorstellung vom Anderen als relativ sicherer Begleiter. Stern verwendet dafür zwei sich ergänzende Begriffe: der „self-regulating other", der Andere, der mein Selbst (meine Bedürfnisse, meine Gefühle, Handlungen) reguliert und den „evoked companion", den inneren Gefährten, den ich in meiner Phantasie, in meinem Gefühl hervorholen, produzieren kann und mit dem ich innerlich in Aktion treten kann.

3) Das Gefühl eines „subjektiven Selbst"

Das Gefühl eines subjektiven Selbst entwickelt sich in der Zeit von sieben bis neun Monaten bis zu zwei Jahren. Für diese Entwicklungsphase charakteristisch ist die Entdeckung des Kindes, dass es Subjekte gibt. Das Kind entdeckt, dass die subjektiven Zustände die es hat, sich auch in anderen Menschen innerlich abspielen. Es geht nicht mehr nur um die Handlungs-Übereinstimmung, sondern um Seelen-Übereinstimmung, um das Gefühl des Verstanden-Werdens und Verstehens. (vgl. Rahm et al 1993, 195) Dies ist die Grundlage für Intersubjektivität – z. B. einen gemeinsamen Bezugspunkt haben in dem Gefühl, dass die Bezugsperson die erspähten Enten genauso aufregend findet wie ihr Baby (Co-Affekt) oder genauso gern den Ball ergreifen möchte (Co-Intention).

4) Das Gefühl eines „sprachlichen Selbst"

Das Gefühl eines sprachlichen Selbst entwickelt sich zwischen 18 Monaten und vier Jahren. Über die Sprache erweitert sich der soziale Raum des Kindes enorm, es kann auf sehr vielfältige Weise mit anderen in Beziehung treten, Erlebnisse, Gefühle teilen, gemeinsame Bedeutungen und Sinn finden. Es beginnt in dieser Phase seine persönliche Geschichte zu entwickeln, seine Narration, also sein eigenes Erleben zu verstehen, zu kommentieren und einzuordnen. Mit ca. 18 Monaten beginnt das Kind, sich selbst zu objektivieren. Es weiß dann beispielsweise, dass sein Spiegelbild nicht es selbst, aber auch kein anderer ist. Mit der Sprache tritt das Kind ein in die Welt solcher Bedeutungen, die vom unmittelbaren Erleben abgehoben sind.

Stern geht davon aus, dass alle Grundbeziehungen und Grundkonflikte des Menschen – wie z. B. Autonomie, Abhängigkeit, Vertrauen – in allen Lebensphasen in ihrer spezifischen Weise entwickelt werden und wieder auftauchen und neu bewältigt werden müssen.

Der Arzt und Kinderpsychiater Reinhart Lempp beschreibt die Phase des Egozentrismus und die Notwendigkeit seiner Überwindung als kopernikanische Wende in der psychischen Entwicklung. Sie macht das Kind erst fähig sich in die Welt seiner Umgebung und in die ziemlich fest gefügte Welt der Erwachsenen einzuleben und an ihr teilzuhaben. Vom Mittelpunkt des Geschehens wird das Kind zu einem gleichartigen Individuum unter vielen, allerdings mit dem entscheidenden Unterschied, dass nach der Wende nicht die eine Betrachtungs- und Erlebniswelt falsch und die andere richtig ist, sondern dass die eine, die Hauptrealität, die für alle Mitmenschen verbindliche, die andere, die Nebenrealität, die allein für das Individuum auch mögliche ist. Die Hauptrealität hat damit für das gemeinsame Leben die entscheidende Bedeutung: Wichtig ist dabei die Fähigkeit zum Überstieg, zur Unterscheidungsfähigkeit und zum Wechsel zwischen diesen Realitätsebenen (Reinhard Lempp 2003, 32).

„Die Fähigkeit, Gedanken und Gefühle anderer zu erkennen und von den eigenen zu unterscheiden – die Fähigkeit zur Empathie, wird in der kinderpsychoanalytischen Literatur als ‚Mentalisation' oder ‚reflexive Funktion' bezeichnet, die nötig ist, um das eigene Handeln, zum Beispiel im Spiel, im richtigen Verhältnis zur Hauptrealität zu sehen." (Peter Fonagy, György et al. 2002, 105). Sie ist eine Voraussetzung zur Überwindung des Egozentrismus, aber auch für den „Überstieg" zwischen der Haupt- und Nebenrealität.

4.1.2 **Die Bedeutung der Säuglingsforschung für die Körpertherapien**

Die neue Sichtweise, welche die Säuglingsforschung nach Stern nahe legt, hat einige Konsequenzen für eine körperbezogene Therapieform wie die Aquatische Körperarbeit, so sie z. B. in der Klinik als Alternativtherapie angewandt wird. Wenn beispielsweise gesagt wird, dass das Objektempfinden des Kindes im Wesentlichen geprägt ist von den Sinneswahrnehmungen, die das Objekt bei ihm auslöst, oder dass das Denken des „präsymbolischen Kindes überwiegend handlungs- und wahrnehmungsgebunden ist, so gewinnen die Erfahrungsmöglichkeiten im Rahmen einer Bewegungstherapie eine große Bedeutung." (Evelyn Schmidt 2006, 38) Weil die Körpersprache der Bewegungen, Gesten und Gesichtsausdrücke die Sprache ist, welche der Säugling versteht und auf die er reagiert, besteht die Möglichkeit, den Erwachsenen „im Rahmen nonverbaler Kommunikation und Interaktion auch auf einer sehr frühen Ebene zu erreichen" (ibid.), auf der seine Mangelerfahrungen oder Traumatisierungen stattgefunden haben mögen. Der Säugling durchläuft offenbar nicht, wie von Margret Mahler angenommen, eine autistische Phase, in der er geschützt ist. Er ist vielmehr in der neuen Sicht des Kindes von Anfang an wach und kommunikativ und es besteht dadurch die Chance, durch die Arbeit am Körper zu ganz frühen Erfahrungen vorzudringen und heilsame Möglichkeiten der Nachreifung zu finden.

4.2 Leibtherapeutische Ansätze

4.2.1 **Der Leib**

„Habe ich meinen Körper verloren, so habe ich mich selbst verloren. Finde ich meinen Körper, so finde ich mich selbst. Bewege ich mich, so lebe ich und bewege die Welt. Ohne diesen Leib bin ich nicht, und als mein Leib bin ich. Nur in der Bewegung aber erfahre ich mich als mein Leib, erfährt sich mein Leib, erfahre ich mich. Mein Leib ist die Koinzidenz von Sein und Erkenntnis, von Subjekt und Objekt. Er ist der Ausgangspunkt und das Ende meiner Existenz." (Petzold 1996, 21 cit. Vladimir Iljine)

Im Zentrum des integrativen Ansatzes, welcher als therapietheoretisches Modell herangezogen werden soll, steht der altertümlich wirkende Begriff „Leib." Es wird von

„Leibtherapie" gesprochen. Dieser Begriff spielt eine grundlegende Rolle für das Verstehen des Menschen in seinem Lebenszusammenhang und bildet den Boden für einen breite Erkenntnis stiftenden Zusammenhang.

Hilarion Petzold (Petzold in Marlock, Weiss 2006, 102) spricht von einem „informierten Leib", der die zerebrale Verarbeitung komplexer Informationen, die neuromotorische Steuerung komplexer Bewegungen und der modernen Neuropsychologie mit einbezieht. Damit trägt er der Grundannahme Rechnung, dass eine endgültige Theorie über den Menschen nicht gefunden werden kann, da die menschliche Persönlichkeit nichts Statisches ist und aktuelle Forschungsergebnisse zeit- und kulturabhängig in das theoretische Konzept einfließen. (vgl. Anette Höhmann-Kost 2002, 17) Der Begriff Leib wurde im Mittelalter selbstverständlich als Ausdruck für den ganzen Menschen verstanden. Leib bedeutete damals: der ganze Mensch mit all seinen Antrieben und Affekten, seiner Arbeitskraft und seinem Körper. Körper-Seele-Geist wurden weniger unterschieden als heute.

In den beiden anthropologischen Grundformeln der IBT heißt es: der Mensch, Mann bzw. Frau, ist ein Körper-Seele-Geist-Wesen (d.h. Leibsubjekt) in einem sozialen und ökologischen Umfeld. Leibsubjekt und Lebenswelt sind in elementar vorhandener „Ko-respondenz" miteinander verbunden. (vgl. Petzold 1996, 283) Die IBT meint mit Leib die Gesamtheit der Persönlichkeit. Jeder Leib ist in seiner Einzigartigkeit Ausdruck der ganzen Person und die menschliche Basis per se. Der Leib wird als das „totale Sinnesorgan" angesehen, mit dem wir in unsere Umwelt eingebettet sind. Der Leib „ist der Ausgangspunkt und das Ende meiner Existenz." (Petzold 1977, 258 cit. Iljine) Damit ist der Leib auch meine Zeit. Indem er geboren wird, ist er Anfang meiner Lebensspanne, und er beendet sie mit seinem Tod. Diese Spanne ist meine „Leibzeit." (ibid.)

Der Leib ist auch „totales Handlungsorgan", der sprachliches als auch nichtsprachliches Handeln mit einbezieht. Der Leib ist wahrnehmender, auch erinnernder und ausdrucksfähiger. Es ist der Leib, der krank wird und somit Leiden zum Ausdruck bringt. Der Körper hingegen umfasst den anatomisch-physikalischen Teil des Menschen. Der Leib ist auch die Grundlage des „Selbst." Petzold (1988) spricht von „Leib-Selbst." Das Leib-Selbst gehört zur Welt der Strukturen, ist in seiner

Verkörperung das Dasein in überdauernder Stabilität von Vergangenheit-Gegenwart-Zukunft und gleichzeitig in beständigem Wandel.

Das Leib-Selbst ist auch der Boden für die Entwicklung der „Ich-Funktionen“ bis hin zum reifen Ich mit seinem bewussten Denken, Handeln, Fühlen und Wollen. Das eigenleibliche Spüren ist ein zentrales Moment in der Integrativen Leib- und Bewegungstherapie.

Mit dem Begriff der Seele ist in der Integrativen Therapie die „Gesamtheit aller Prozesse des Empfindens, Fühlens und Wollens (z. B. Affekte, Emotionen, Stimmungen, Motivationen, Volitionen) gemeint.“ (Petzold 1993, 795) Das Seelische/Psychische ist damit als transmaterielle Qualität an die materielle Grundlage des Körpers gebunden. Auch umfasst die Seele die „im Leibgedächtnis gespeicherten Erfahrungen und Lernprozesse, welche für die Ausbildung des Selbstgefühls und der eigenen Identität von großer Bedeutung sind.“ (ibid.)

4.2.2 **Leib und Bewegung**

„Der bewegte Leib, der Leib in Bewegung ist in seiner Intentionalität auf den ihn umgebenden Raum gerichtet. Er ist von seiner sensorischen und motorischen Ausstattung her dazu ‚gemacht‘ auf die Welt zuzugehen.“ (Ilse Orth 1994, 8) Diesem „aktiven“ Wahrnehmungs- und Handlungsmodus steht ein „rezeptiver“ Modus zur Seite, sodass die Dinge der Welt auf den Leib zukommen können: ein Bild fällt mir auf, ein Geräusch dringt an mein Ohr, ein Lebewesen läuft auf mich zu. Dies alles ist nur möglich, wenn der Leib in seinem perzeptiven und expressiven Vermögen funktionsfähig, unbeeinträchtigt, unbeschädigt ist. (ibid.,9)

Der Mensch ist nie in Ruhe, sondern immer in mehr oder weniger sichtbarer Bewegung. „Alle seelischen Vorgänge: etwa Wahrnehmen der Farbe des Himmels, Empfinden der Kälte des Wassers an den Füßen, Spüren des Kloßes im Hals, Fühlen von Zuneigung, Nachdenken über die Wolkenbildung, ‚sich jemanden zuwenden‘ und ihn berühren, ‚in Kontakt treten‘, sind leibliche Vorgänge und Bewegungen.“ (Rahm et al.1993, 95)

4.2.3 **Empfindung und Gefühl**

Im Laufe unserer soziogenetischen (gesellschaftlichen) und ontogenetischen (biografischen) Entwicklung werden unsere Handlungen und Bewegungen im Raum immer stiller, immer weniger dinglich. Dies geschieht vor allem im Laufe der Sprachentwicklung. Bewegungen werden durch die Sprache symbolisiert. Die Sprechhandlung wird noch stiller, wenn sie zum Gedanken wird: Wir bewegen dann nicht mehr reale Dinge in einem realen Raum, sondern bewegen nur noch Begriffe im Vorstellungsraum. Der Übergang von leiblich-konkreten zu symbolischen Bewegungen erweitert unseren Spielraum ins nahezu Unermessliche (Fantasie). Gleichzeitig lockern wir damit den konkret-sinnlichen Bezug zur Welt: Das konkrete Anfühlen wird zum Gefühl.

Die meisten Gefühle sind schon abstrahiert, es sind schon basale Persönlichkeitsstrukturen, von der Erfahrung geformt und nur im Zusammenhang mit Szenen und Stimmungen wirklich verstehbar. Wie wichtig leibliche Empfindungen für unsere Gefühle sind, merken wir am dramatischsten bei der Deprivation, bei „leiblichem Entzug“, z. B. in der Einzelhaft. Was wir üblicherweise als Gefühl bezeichnen, sind leibliche Ereignisse. (vgl. Rahm et al.1993, 96)

4.2.4 **Regression**

Die Fähigkeit zur Regression macht
den Menschen überhaupt erst lebensfähig
In der Wirklichkeit.
Sie ist ein existentielles Prinzip.
Reinhard Lempp 2003, 80

Unter Regression versteht Reinhard Lempp die „Rückkehr zu Verhaltens- und Reaktionsweisen, zu Beziehungsformen und zu Wahrnehmungs- und Interpretationsweisen, die der Betreffende in seiner psychischen, geistigen, emotionalen und sozialen Entwicklung schon überwunden hatte“ (2003, 25 ff). Der Begriff stammt aus der Psychoanalyse. Freud bezeichnete damit die Art, „auf ein späteres Erlebnis gemäß der früheren Assoziation zu regieren“, und damit auch einen Abwehrmechanismus, um sich nicht der gegenwärtigen Realität stellen zu müssen. Der ungarische Psychoanalytiker Michael Balint (1970) sieht in der Regression einen dynamischen Faktor „jeder psychischen Krankheit, sei es Neurose oder Psychose“, nämlich „die Errichtung einer primitiveren anstelle der reifen Art von Befriedigung und Objektbeziehung.“ Dies werde erreicht, „indem die Entwicklung stille steht, das heißt durch Fixierung, oder indem man von der erreichten Entwicklungsstufe zurückfällt, also durch Regression.“

Regression weist auf eine frühere Entwicklungsstufe hin. Sei es als Schutz vor Überforderung durch die Umweltbedingungen, sei es als Verweigerung weiterer Entwicklung zur Vermeidung von Überforderung. Zu Rückschritten, ja zur Rückkehr in kindliches Erlebens- und Reaktionsformen kann es auch im Erwachsenenalter und während des ganzen Lebens kommen. Reinhard Lempp (2003) belegt die Fähigkeit zur Rückkehr in das kindliche Verhalten und das Stehenbleiben in der Entwicklung zur psychischen Reife als Grundelement des menschlichen Wesens. Michael Balint nennt diese heilsame Regression – um die es hier vorwiegend gehen soll – „benigne“ Regression. (Michael Balint 1970, 178) Er beschreibt sie als die Möglichkeit, die in einen echten Neubeginn mündet und zur Entdeckung neuer Möglichkeiten führt. „Die gutartige Regression geschieht mit dem Ziel des Erkanntwerdens und eine gegenseitig vertrauende, arglose Beziehung, die an die primäre Beziehung zu den Ursubstanzen erinnert, kann sich ohne große Schwierigkeiten entwickeln“ (Balint 1970, 179). Diese Art von Regression kann dann als grundsätzliche Fähigkeit zum Schutz vor der eigenen psychischen Belastung verwendet werden oder auch zum Vergnügen (Lempp 2003, 41).

Das kleine Kind fühlt sich als Mittelpunkt der Welt und alles, was geschieht, geschieht seinetwegen. Es orientiert sich nicht an der sogenannten Wirklichkeit sondern am eigenen Erleben. Diese Art von Flucht aus der Hauptrealität in eine Nebenrealität steht jedem gesunden Menschen zur Verfügung und hilft ihm, Belastungen zu ertragen, Fehlschläge auszuhalten und zu überwinden, das Leben zu meistern.

4.2.5 **Die vier Ebenen der therapeutischen Tiefung**

Zur Beurteilung und Einordnung von Prozessen werden in der IBT vier Ebenen der therapeutischen Tiefung unterschieden. (Petzold 1988, 106 ff)

„Auf der ersten **Ebene der Reflexion** spielt sich das therapeutische Geschehen auf der Ebene bloßer Überlegungen ab. Ohne sichtbare emotionale Beteiligung kommen gedankliche Inhalte ins Bewusstsein. Auf der zweiten **Ebene des Bilderlebens und der Affekte** ergibt sich eine Bandbreite vom Bilderleben ohne bis zum Bilderleben mit emotionaler Beteiligung. Die affektive Berührtheit kann recht stark werden. Sie lässt den Körper jedoch relativ unbeteiligt. Die Außenrealität tritt erst auf der dritten **Ebene der Involvierung** stark zurück. Dabei lässt sich manchmal eine plötzliche Regression beobachten. Der ganze Körper wird am Gefühlsleben beteiligt, von Schmerz, Zorn, Angst oder Freude ‚durchgeschüttelt'. Die kognitive Kontrolle ist eingeschränkt. Ein weiterer Schritt besteht darin, dass der ‚Prozeß der Involvierung' sich derart verdichten kann, daß der Körper ‚autonom' zu reagieren beginnt." (Petzold 1988, 108) Die vierte Ebene **der autonomen Körperreaktionen** ist erreicht. „Tiefes Atmen, Zittern, Konvulsionen, Würgen, Schreien und Toben können als äußeres Erscheinungsbild auftreten. Vielfach ist der Klient zur ‚Embryonalstellung' eingerollt, seine kognitive Kontrolle ist praktisch ausgeschaltet. Oftmals tauchen Propriozepte, Atmosphären, Bilder, Worte oder Sätze, Szenen, Szenensequenzen aus den ersten Lebensjahren deutlich als Bilder auf und werden emotional nochmals durchlebt." (ibid.) Solche Primärerfahrungen werden in Bewegung und Stimme von massiven Regressionen begleitet: Daumenlutschen, Jactationen, Wimmern mit hoher Kinderstimme sind keine Seltenheit. Sie können aus einem Gestalt-, Expressions-, Imaginations- oder Bewegungsgeschehen entstehen.

Autonome Körperreaktionen können mit Berührung, Atmung und der Stimme stimuliert werden und treten auch beim nochmaligen Durchleben traumatischer Situationen auf. Hierbei kommen verdrängte Gefühle zum Durchbruch. „Ungelebter Schmerz, überspielte Angst kommen zum Ausdruck und ergreifen und schütteln den ganzen Menschen" (ibid, 109). Von verdrängtem Mordimpuls bis zum introjizierten Zorn und auf sich selbst gerichtete Aggression kann sich in unkontrolliertem Bewegungssturm zeigen.

An jeder physischen und psychischen Verletzung ist der Körper beteiligt. Er reagiert mit Verkrampfungen und Verhärtungen im muskulären Bereich, wie ihn Wilhelm Reich 1946 als Muskelpanzer beschrieb. Durch die autonomen Körperreaktionen erfolgt eine Freisetzung blockierter Impulse. Es kommt zu einer Entladung aufgestauter Energie, zu einer Lösung von Verkrampfungen.

4.2.6 **Die leiblichen Archive**

Ilse Orth schreibt 1994 über die Behandlung beschädigter Leiblichkeit in der Integrativen Therapie (Ilse Orth 1994, 4), dass psychisches Geschehen in der Leiblichkeit gründet und ohne diese nicht denkbar ist. „Es ist immer der ganze Mensch als ‚Leibsubjekt' erkrankt. Der depressive Leib ist niedergedrückt worden in einer Geschichte von Bedrückungen oder Unterdrückungen, der verängstigte Leib ist bedroht und eingeschüchtert worden, der rigide Leib ... stand in der Not, sich zusammenhalten zu müssen. Im Hintergrund jeder somatopsychischen bzw. psychosomatischen ‚Erkrankung' stehen leiblich konkrete Widerfahrnisse, Geschichten der Beschädigung oder des Mangels, die als in leiblicher Konkretheit durchlittene Szenen gesehen werden müssen." (ibid.,7f) Es wird zwischen dem perzeptiven Leib, dem expressiven Leib und dem Wahrnehmungs- und Ausdruckshandlungen erinnernden memorativen Leib unterschieden. (Orth 1994, cit. Petzold 1988, 131 f)

Wird der Leib, beispielsweise eines Kindes, nun durch Sozialisationsvorgänge wie Ermahnungen und Aufforderungen in strikte, vorgegebene Bahnen gelenkt und diszipliniert, schlägt sich das deutlich in verringerten Ausdrucksimpulsen nieder. Diese Widerfahrnisse, in der klinischen Terminologie werden sie pathogene Stimulierung genannt, können als Traumata (Überstimulierung), Defizit (Unterstimulierung), als Störung (unterbrochene Stimulierung) oder als Konflikt (widerstreitende Stimulierung) auftreten. Wenn die pathogenen Stimulierungen zu schmerzlich oder zu demütigend waren, sollen sie aus dem Gedächtnis verschwinden, weil sie zu belastend sind. Sie können „verdrängt" werden. „Verdrängung wird aber in der Integrativen Therapie als ein konkret leibliches Geschehen aufgefaßt. Die Ereignisse werden ‚in den Leib hinein' verdrängt. Der ‚memorative Leib' wird amnesiert. Die **‚Archive des Leibes'** füllen sich mit belastenden Materialien, die nicht erinnert werden können oder dürfen, die aber dennoch wach sind und wirken." (Orth 1994, 10)

Da der Leib der ultimative Ort der Gewalt und der Gewaltausübung ist (Orth 1994 cit. Faucault 1978), muss versucht werden, die schädigenden Wirkungen auf den Leib zu begrenzen. „Die in den Leib eingedrungenen repressiven Qualitäten und deformierenden Impulse müssen umgewandelt werden. Der ‚reprimierte Leib', der zum ‚deprimierten Leib' wurde (Orth 1994 cit. Petzold 1992a, 855ff), mit flacher Atmung, dysreguliertem Tonus, abgestumpfter Wahrnehmung, muss neue Prozesse leiblicher Sozialisation durchlaufen. Seine Domestizierung, die ihm Lebendigkeit, Expansivität, Kreativität genommen hat, bedarf neuen Freiraums, in den der Mensch hineinwachsen kann, ohne neuer Disziplinierungsmaßnahmen gewärtig zu sein." (ibid.) Die Integrative Bewegungs- und Leibtherapie greift auf eine Vielzahl von Methoden zurück um ein leibliches Neu- oder Umlernen zu ermöglichen. Es werden Situationen und Settings geschaffen, die genau das Gegenteil des erlittenen Repressionsmodells der Pathogenese darstellen: die Verschreckung des Körpers, die Disziplinierung des Ausdrucksverhalten, die Zurückdrängung des Affekts. Auf diese Weise können „korrigierende leibliche Erfahrungen" (Orth 1994, 15 cit. Petzold 1970) gemacht werden.

4.2.7 **Der zweite. Weg der Heilung – Nachsozialisation/ Nachnährung**

Die feinspürige Einfühlung und die freie
Möglichkeit einer Antwort, die Berührung
aus der Berührtheit und ihre Annahme aus
freien Stücken, die Erlaubnis lieben zu dürfen
und die Bereitschaft eines offenen Herzens,
diese Liebe anzunehmen – das sind die
Grundlagen . . heilender Beziehung
Vladimir Iljine

„Watsu® can also be described as a 'nurturing' approach. As such it can have potential emotional, psychological, and transcendental effects on the receiver." (Vargas 2004, 88)

Die Integrative Therapie stützt sich im wesentlichen auf vier Grundfähigkeiten des Menschen. Die Entwicklung dieser Fähigkeiten ist immer gleichzeitig Ziel und Voraussetzung der Therapie (vgl.Rahm 1993, 328):

1) „Die **Ko-Respondenz** des Menschen mit seiner sozialen und ökologischen Umwelt:

Wer durch ‚schlechte Umwelten' und Beziehungen krank geworden ist, kann durch gute gebessert oder sogar geheilt werden.

2) **Das spontane, kreative Potential**:

Die Fähigkeit des Menschen zur Wahrnehmung, zu Ausdruck und Gestaltung, die Fähigkeit, Neues zu erproben.

3) Die **Fähigkeit zur Exzentrizität**:

Das ist die Fähigkeit, sich selbst und seine Umwelt in Vergangenheit und Gegenwart bewusst zu erleben, reflektieren und relativieren zu können, und dadurch – zumindest in der Phantasie – alternative Entwürfe entwickeln zu können, ohne den Gegenwartsbezug zu verlieren.

4) Die **Fähigkeit des Menschen zur Regression**:

Diese ermöglicht es, emotional in frühere Szenen und Beziehungen zurückzugehen, so ‚als ob sie heute wären' und eröffnet damit die Chance einer emotionalen Neuerfahrung auf dem Hintergrund der alten Szenen. Letztlich ist es diese Fähigkeit zur Regression, die es ermöglicht, den Sinn heutiger Gefühle und Symptome zu verstehen, indem diese Gefühle und Symptome mit den damaligen Szenen in Verbindung gebracht werden. Diese Art des emotionalen Verstehens (Evidenz) geht über das rein kognitive Verstehen hinaus." (Rahm et al. 1993, 329) Petzold (1988) hat aus der Vielzahl theapeutischen Vorgehens vier Grundstrategien des therapeutischen Handelns herausgearbeitet, die vier oben genannten Grundfähigkeiten in unterschiedlicher Weise betonen.

Hier soll exemplarisch der zweite Weg der Heilung, die Nachsozialisation, als für die Aquatische Körperarbeit relevanter therapietheoretischer Weg herausgegriffen werden. „Mit dem Bereitstellen heilender Atmosphären, eines ‚facilitating environment' (Winnicott) werden in der Integrativen Bewegungs- und Leibtherapie die Konzepte der

‚Nach- und Neusozialisation', des Nachnährens, ... vertreten (Ramin, Petzold 1987), wie sie der Sache nach von Sandor Ferenczi inauguriert und von einigen seiner Schüler, z. B. Vladimir Iljine, Istvan Hollos, oder in der ‚zweiten Generation' Hilarion Petzold, Hildegund Heinl u.a. ausgeführt und weitergeführt wurden. Ferenczi vertrat die Auffassung, dass Menschen, denen die mütterliche Zuwendung gefehlt hatte, mit ‚mütterlicher Zärtlichkeit begegnet werden müsse. Was gemangelt habe, müsse in der Therapie gegeben werden'." (Petzold 2003, 865) Eine solche Auffassung bedeutet nicht, dass eine Art Wiedergutmachung versucht werden soll oder dass die LeibtherapeutIn den Anspruch hat, alle Defizite, die ein Mensch in frühen Entwicklungsjahren erfahren hat, ausgleichen zu können. Nachnähren, „korrigierende emotionale Erfahrungen", Nachsozialisation – all dies kann nur im Konzept einer regressionsorientierten Therapie sinnvoll sein. „Es geht um einen Lernprozess im regressiven Milieu einer Übertragungsbeziehung." (ibid, 866) Durch die Übertragungskonstellation wird die TherapeutIn in die Position einer bedeutsamen Bezugsperson gestellt. Zuerst muss die Fähigkeit zu einer benignen Regression erlangt werden um das in der Regression aufgefundene Material integrieren zu können. „Regressionsfähigkeit als zentrale Möglichkeit eines gesunden Ich wird geradezu Therapieziel, denn Liebe, Sexualität, Freude, Spiel, Kreativität erfordern die Fähigkeit, benigne regredieren zu können, einzutauchen ins Erleben, ohne sich zu verlieren, und stabil wieder aufzutauchen." (Petzold 1996, 249)

Wird nur ein fehlender Aspekt des Elternimago ergänzt (z. B. die Stärke bei einem zu schwachen Vater), so spricht Petzold von „reparentage." Muss ein ganzes Imago ersetzt werden, weil es fehlte, spricht er von „parentage." (Petzold 1996, 238) Der Begriff Nachbeelterung bzw. Beelterung erscheint angesichts der Tatsache, dass jeder Mensch nur ein leibliches Elternpaar hat, diskussionswürdig. Auch schließt er andere Bezugspersonen aus.

Die PatientIn, 47 Jahre alt, dzt. arbeitslos und in Schuldenberatung wegen eines Insolvenzverfahrens, lebt seit drei Monaten in Lebensgemeinschaft. Sie wuchs als Einzelkind auf und erkrankte im Alter von drei Monaten nach einer Polioimpfung schwer, weshalb sie sieben Monate alleine in die Schweiz zur Behandlung geschickt wurde. Mit 17 Jahren lief sie nach einem Alkoholexzess von zu Hause weg. Zwei Partnerschaften, zuerst mit einem spielsüchtigen, danach mit einem alkoholkranken Partner hinterließen zwei Kinder, welche sie alleine großzog. Den Vater der zweiten Tochter heiratete sie, wobei er sich als „Heiratsschwindler“ herausstellte. Die Scheidung erfolgte nach vier Monaten. Sie ging dann eine weitere Beziehung zu einem gewalttätigen Mann ein, flüchtete einmalig auch in ein Frauenhaus. In der Folge lebte sie dann elf Jahre ohne Partner, zusammen mit den beiden Kindern. Eine Tochter war bereits als Kind verhaltensauffällig, wurde inzwischen drogenabhängig und straffällig. Sie lebt seit der Enthaftung bei ihrem alkoholkranken, arbeitslosen Vater.

Mehrere vorangegangene, stationäre Aufenthalte an psychiatrischen Abteilungen, einer nach einem Suizidversuch vor einigen Jahren. In der psychodiagnostischen Untersuchung bildet sich eine Persönlichkeitsorganisation der Probandin auf borderlinetypischem Niveau ab (F 60.3). Weiters wird schädlicher Gebrauch von Alkohol (F 10.1.) diagnostiziert. In der Abteilung für stationäre Psychotherapie bekommt die Patientin neben Einzel- und Gruppenpsychotherapie eine Zuweisung für die Feldenkraisarbeit und für Watsu®.

Die Patientin berichtete die Watsustunden ihrem Gesprächstherapeuten als „schreckliche“ Stunden, gegenüber der WatsupractitionerIn machte sie solche Bemerkungen nicht. Sie hatte Schwierigkeiten, das, was in Watsu® passierte, einzuordnen. Weil es für sie Erfahrungen waren, die in ihrem bisherigen Leben für sie nicht stattgefunden hatten. In ihrem Leben, in dem es schwer war, dem einen Namen zu geben. Für sie war es aufgrund ihrer Geschichte und ihrer Kindheit so fremd, was sie in Watsu® erfuhr, vor allem das „Getragen-werden.“

Ein anderes Mal kam ein Schnullerthema auf. Da konnte sie das Nährende der Watsuarbeit erfahren. Das war aber sehr, sehr schwer für sie anzunehmen. Das Geschenk annehmen zu können, wo ihr etwas wiederfahren ist, was sie bisher in ihrem Leben überhaupt nicht bekommen hat und nicht gehabt hat. Sie merkte aber, dass es für sie sehr peinlich war, mit diesen kindlichen Bedürfnissen in Berührung zu kommen. Sie schämte sich teilweise dafür, dieses Kind gewesen zu sein. „Es war aber die richtige Erfahrung für sie.“(Aussage ihres Therapeuten), sich dieser kindlichen Bedürftigkeit bewusst zu werden in Annäherung das auch annehmen zu können.

Bei diesem Weg der Heilung geht es um „Nachsozialisation zur Restitution von beeinträchtigtem Grundvertrauen und um die Wiederherstellung von Persönlichkeitsstrukturen, die durch Defizite und Traumata beschädigt bzw. mangelhaft ausgebildet wurden.“ (Petzold 1996, 236) „Das Grundvertrauen muß in der postnatalen Zeit bekräftigt werden, damit es lebendig bleibt. Weil es im primordialen Milieu, d.h. in der Leiblichkeit des Menschen selbst, wurzelt, ist es kaum möglich, es grundsätzlich zu beschädigen oder gänzlich zu zerstören, so daß sich eine Chance bietet, selbst bei schwerkranken Patienten über die leibliche Kommunikation zu diesem Bereich einen Zufang zu gewinnen, von dem dann heilende Entwicklungen ihren Ausgang finden können.“ (Petzold 1986, 322) „Das erfordert einerseits die Modifikation dysfunktionaler, archaischer Narrative, die sich als Folge traumatischer Erfahrungen herausgebildet haben, andererseits die Verankerung neuer Szenen und Atmosphären, in denen solche als entwicklungsnotwendige Erfahrungen in defizitären Situationen gefehlt hatten, durch Vermittlung von ‚Support‘, alternativer, substitutiver und korrektiver abgestützter Bewältigungsmöglichkeiten (coping), mit denen Menschen mit irreversiblen Schädigungen fertig werden müssen.“(Petzold 1996, 236)

Menschen werden in misslingenden Kontakten, Begegnungen und Beziehungen krank, und sie wachsen und entwickeln sich in gelingenden Interaktionen. Menschen gesunden, wenn es ihnen möglich ist, unmittelbaren und “erlebnisdichten Kontakt” (Petzold 1986, 336) zu erfahren, lebendige und authentische Begegnungen zu vollziehen, in liebevollen Beziehungen aufgehoben zu sein, sich in positiver Konfluenz verlieren zu können, um sich dann wieder erneut und vertieft zu finden.

4.2.8 **Nähe und Distanz in der körperpsychotherapeutischen Beziehung**

Es scheint heute keine Frage mehr zu sein, dass die Beziehung zwischen TherapeutIn und KlientIn eine zentrale Rolle für das Gelingen von therapeutischen Prozessen spielt. In der Diskussion über therapeutische Wirkfaktoren wird der Beziehung mitunter sogar *die* entscheidende Rolle zugewiesen. (Klaus Grawe 2001, 775 ff) In den letzten Jahren haben auch die Säuglings- und Bindungsforschung (Stern 2007) und die Neuropsychologie zu dieser Diskussion beigetragen, indem sie den interpersonalen und sozialen Aspekt des menschlichen Werdens und Wachsens betont haben.

Die therapeutische Beziehung erhält ihre Bedeutung in zweifacher Hinsicht, einerseits als Medium der Übertragung und Gegenübertragung und andererseits als Beziehungsqualität. Die mit diesen Beziehungsqualitäten gegebenen Möglichkeiten von Entwicklung und therapeutischer Nachreifung wurden zuerst von Ferenczi gegen den Widerstand Freuds und dem psychoanalytischen Mainstream grundlegend konzipiert und vertreten. „Die Auffassung, die Ferenczi um die Bedeutung mütterlicher Liebe entfaltet hat, kann als Weiterentwicklung und Widerhall über Balint, Winnicott, dem Konzept der korrigierenden Erfahrungen bei Alexander, bis hin zu Kohut verfolgt werden." (Marlock, Weiss 2006, 481) Im außeranalytischen Feld wurde sie am stärksten von Carl Rogers vertreten. Eine solche Haltung ist eher gewährend, nährend und verstehen-fördernd. Die Art und Weise, wie in manchen körperpsychotherapeutischen Schulen die therapeutische Beziehung verstanden und gestalte wird, lehnt sich an die „mütterliche Tradition" (ibid.) an. Dazu gehören u. a. Petzolds Integrative Leibtherapie, die Biodynamik, sowie die Hakomi-Methode.

Die Freudsche Auffassung der therapeutischen Rolle, die über die Chirurgen-Metapher klinische Neutralität und Distanziertheit für die Psychoanalyse folgenreich verlangt, hat sich in der körperpsychotherapeutischen Welt nicht wirklich durchgesetzt. Allenfalls finden sich Spuren dieser Tradition im medizinischen Selbstverständnis und Vorgehen mancher orthodoxer Reichianer und der frühen Bioenergetik. „Letztere hat sich auch deswegen zeitweise den Vorwurf der Vernachlässigung der Beziehungsarbeit gefallen lassen müssen." (ibid. 482)

Im Gegensatz zu den oben genannten Beziehungsstilen lassen sich auch engagiert-konfrontative Vorgehensweisen, die die Notwendigkeit der therapeutischen Arbeit an Abwehr und Widerstand betonen und das Wachstumspotenzial der KlientInnen herausfordern, ausmachen. Man könnte sie – an der Grenze zur Klischeehaftigkeit – als „väterliche" Beziehungsstile (ibid.) bezeichnen. Reich hat diese Tradition wesentlich begründet. Fritz Perls und die Gestalttherapie haben sie weiter entwickelt. Im Zusammenhang zum „väterlichen" Verständnis ihrer Rolle ist die Fähigkeit von Therapeuten gefragt, negative Übertragungsprozesse handzuhaben und nicht vorschnell zu befrieden. Gegenüber den „nährenden" und regressiveren Stilen werden hier das „Durchkauen" und die Progression betont.

Die Beschreibung der äußeren Pole der Beziehungsstile verfolgt nicht die Absicht einer Polarisierung, sondern möchte das mögliche Spektrum beschreiben. In der Realität bewegen sich erfahrene TherapeutInnen ohnehin auf vielfältigere und differenzierte Art und Weise, als die theoretischen Positionen dies nahelegen.

„Als besondere Herausforderungen in der körperpsychotherapeutischen Arbeit kann genannt werden, dass sich die TherapeutIn nicht auf die Sicherungsmaßnahmen der Neutralität, Distanz und durch Unsichtbarkeit flankierten Positionen der klassischen Psychoanalyse zurückziehen kann." Körperpsychotherapie zeichnet sich vor allem durch die „Multimodalität des Erlebens" (Marlock, Weiss 2006, 484) im therapeutischen Geschehen aus. Sie ermöglicht Erfahrungsprozesse auf kognitiver, emotionaler und sensorischer Ebene bis hin zur „systematischen Integration vegetativen Geschehens" in den therapeutischen Prozess. (ibid.) Neuropsychologische Forschung legt nahe, dass dadurch therapeutische Vorteile gegeben sind. (Roth 2003 cit. Marlock, Weiss 2006, 484) Leider bleiben die damit einhergehenden erhöhten Anforderungen an die Handhabung der dynamisierten Prozesse im Diskurs oft unzureichend reflektiert.

In körperpsychotherapeutischen Settings ist also mit einer erhöhten Dynamik des Geschehens und damit auch der Beziehung zu rechnen und zwar in mehrfacher Hinsicht. Was die Erlebnisstärke, die Dichte, die Unmittelbarkeit und manchmal die Geschwindigkeit der Prozesse betrifft, gehört die Körperpsychotherapie zu den intensivsten und am meist intensivierenden Verfahren.

5. Zusammenfassung

Der Beitrag von Wassershiatsu für Beratung und Therapie in Klinik und freier Praxis

Ausgehend von der Frage nach der „Sinnhaftigkeit, den Körper in die Beratung mit einzubeziehen", wendet sich die wissenschaftliche Erkundung zunächst dem Element „Wasser", der „Wassertherapie" (Teil 2) und der „Therapietheorie" zu (Teil 4). Im praxeologischen Teil geht es darum, wie Wassershiatsu angewandt wird und wirkt (Teil 3). Die Ergebnisse der Untersuchung werden dann in der Therapietheorie (Teil 4) aufgesucht. Es sind vorwiegend die Konzepte „Leib", „Leib und Bewegung", „Empfindung und Gefühl", „Regression", „Nachsozialisation/Nachnährung", „die vier Ebenen der Tiefung", die „Archive des Leibes" und „Nähe und Distanz", welche neben einigen entwicklungspsychologischen Erkenntnissen aus der Säuglingsforschung beschrieben werden.

Es gibt verschiedene Arten und Gründe den Körper in die Beratung und Therapie miteinzubeziehen. Wie die Interviews zeigen, ist Watsu® eine Methode, die sowohl psychische als auch physische Wirkungen erzielt.

Die erzielten positiven Emotionen gegenüber Watsu® als Therapieanwendung werden in der Untersuchung fast doppelt so oft erwähnt wie die negativen Emotionen. Als Wirkungen und Wechselwirkungen zu anderen Therapien werden u. a. Beruhigung, Entspannung, Entlastung, Aufhebung von Distanz, Körperkontakt sowie Halt, wahrgenommen werden. Auch Nachnährung (Vertrauen, Geborgenheit), Herstellen von Beziehung, seelische Tiefe, positive Körperwahrnehmung und Selbstfindung genannt. Die Liste der negativen Emotionen ist mindestens genauso lange (sh. Kapitel 3.1.6.1), werden aber weniger häufiger angeführt.

Als große Hemmschwelle und größte Herausforderung für die PatientInnen gilt es, Stabilität und Vertrauen zu fassen und sich auf die Situation in den Armen der PractitionerIn einzulassen. Obwohl der Begründer von Watsu® ausdrücklich festhält, dass es sich um einen wachen, keinen regressiven Zustand handle (sh. Kapitel 2.2.3.2), in welchem man die Vergangenheit mit der Gegenwart verbinden könne, während man in den Armen der PractitionerIn gewiegt wird, sprechen die PatientInnenaussagen aus dem Fragebogen eine ebenso deutliche Sprache. Sie lassen sich durchaus unter der Definition „heilsame Regression" verstehen und bestätigen deutlich einen (nach)nährenden, heilenden Charakter.

„Nachnährung", dieses Wort wurde von den KlinikerInnen besonders oft gebraucht – und bestätigt sich aus dem Gesamtkontext der Therapietheorie als sehr berührendes und positives Argument für Watsu®!

Überraschend ist auch die Antwort aus den Fragebögen, dass Watsu® seine Stärke nicht in der Entspannung entfaltet, sondern in der Befreiung von Schmerzen durch den schwerelosen „Schwebezustand" im Wasser.

Als falsche Zielgruppe für Watsu® erweisen sich „rigide männlichen Klienten" in der Beratungspraxis. Bei ihnen wirkt Watsu® gar nicht, da sich dieser Prägungstyp stark über Leistungsmomente und Aktivität definiert und stets die Kontrolle über das eigene „Tun" behalten will.

Die ExpertInneninterviews bestätigten die Annahme, dass eine Beratungs-/Therapiekombination mit Watsu® gute Gesamterfolge bringen kann. Die Ausnahmen bestätigen auch hier die Regel, wusste jede ÄrztIn/TherapeutIn/PractitionerIn/BeraterIn auch weniger gelungene Patientengeschichten zu berichten.

Die Unterschiede zwischen Klinik und freier psychosozialer Beratungspraxis stellen sich nur als strukturell heraus – waren in den Aussagen der inhaltlichen Themenkomplexe sonst aber durchaus vergleichbar.

6. Resümee

Watsu® ist stark von einer ganzheitlichen Sicht des Menschen geprägt. Ganzheitlichkeit stellt ein komplexes Gebiet dar und die Frage, wie man etwas ganzheitlich erfassen kann, ist nicht leicht zu beantworten. In Verbindung mit Watsu® bedeutet „ganzheitlich" jedoch in erster Linie, dass der Körper in die Therapie miteinbezogen wird und somit eine Verschränkung von Beratung und Körperarbeit stattfindet, welche die PatientInnen sowohl im seelischen und geistigen als auch im körperlichen Bereich anspricht. Die Person wird als Leibsubjekt betrachtet, sprichwörtlich „wie sie leibt und lebt", in all ihren körperlichen, emotionalen und geistigen Regungen (Orth 1994, 7). Wie Petzold (1988, 14) herausstreicht, kann Hilfe nur geleistet werden, wenn der ganze Mensch in all seinen Dimensionen und komplexen Lebenswirklichkeiten gesehen wird.

Diese umfassende Beschäftigung mit dem Menschen auf all seinen Ebenen wird in der Kliniksituation unter anderem durch die Kombination von Gesprächstherapie und Körpertherapie umgesetzt. Wie z. B. Person D in der Befragung betont, werden durch das multimethodische Angebot jeweils andere Sinnesqualitäten, Kontaktqualitäten und Berührungsqualitäten angesprochen, um verschiedenste Kanäle zu öffnen.

Allzu häufig werden Körper und Psyche in diagnostischen Prozessen gespalten, was dazu führt, dass jede Erkenntnis auf einer gedanklichen Ebene isoliert stehen bleibt und nicht wieder in den Archiven des Leibes verankert wird. Erkenntnisse aus der Neuropsychologie, Traumaforschung und Säuglingsforschung führten dazu, dass der Mensch immer mehr als Leibsubjekt wahrgenommen wurde und dem Körper somit in therapeutischen Ansätzen zunehmende Bedeutung zukam. So deuten zum Beispiel Erfahrungen aus der Traumaforschung darauf hin, dass gerade die Beachtung und Regulation der körperlichen Ebenen affektiver und vegetativer Erregung dauerhaften Erfolg verspricht.

Da sich Widerfahrnisse laut Ilse Orth (1994 cit. Petzold 1992a, 855 ff) in den Archiven des Leibes ablagern, müssen „die in den Leib eingedrungenen repressiven Qualitäten und deformierenden Impulse (...) umgewandelt werden." Diese Transformation in tieferen menschlichen Schichten ist für einen anhaltenden Erfolg der Anwendung unerlässlich.

Die Berührung des Leibes mit dem Wasser im Rahmen einer Watsu®-Behandlung führt zu einer starken leiblichen Selbstwahrnehmung über den Wasserwiderstand, den hydrostatischen Druck und durch die Kinästhetik. Der Zugang zum Leib wird nicht etwa über eine gedankliche und verbale Ebene erschlossen, vielmehr vollzieht Watsu® etwas Vorsprachliches. Verspannungen werden über den Körper sichtbar und müssen von den PatientInnen nicht verbal ausgedrückt werden. Dies ist besonders relevant für Menschen, die aufgrund sozialer Komponenten (wie etwa der Herkunft aus einer bildungsfernen Schicht) oder aufgrund von Prägungen, die vor dem Spracherwerb stattgefunden haben, keine oder eine verringerte verbale Ausdrucksfähigkeit aufweisen. So wird Watsu® von Person F als besonders hilfreich bei entwicklungsgeschichtlich sehr frühen Defiziten im Zusammenhang mit Aufmerksamkeit, Zuneigung und Liebe beschrieben. Durch die Körperarbeit im Wasser kommen die PatientInnen mit sonst nicht wahrgenommenen Gefühlen in Berührung, wodurch ein verstärkter Zugang zu sich selbst auf einer nonverbalen Ebene erschlossen wird und die Entwicklung einer verbalen Ausdrucksfähigkeit für diese Gefühle stattfinden kann.

Die über den Körper sichtbaren Grundhaltungen bilden dann die Grundlage, den Humus, für die verbale Beratung in (zum Beispiel) einer ergänzenden Gesprächstherapie. Dieser multimethodische Ansatz in der Klinik als auch in der freien Beratungspraxis stellt einen entscheidenden Unterschied zur systemischen Beratung dar, die lösungsorientiert und auf das Hier und Jetzt ausgerichtet ist, jedoch keine Ursachenforschung betreibt.

Wie bereits erwähnt, stellen Nachnährung und der heilsame Charakter der Berührung wesentliche Themen in der Befragung dar. Die Fähigkeit zur Regression spielt im Zusammenhang mit Nachnährung eine bedeutende Rolle, indem durch die Verbindung zu vergangenen Szenen heutige Gefühle verstanden werden können. So berichtet Person G unter anderem, dass das Wissen darum, was einem gefehlt hat, eine Erleichterung, in Bezug auf die ein Leben lang mit sich getragenen Entbehrungen und Mankos schafft. Hierbei steht ein emotionales Verstehen im Vordergrund. Entwicklungsgeschichtliche Erfahrungen, welche in defizitären Situationen fehlten, werden durch eine Verankerung neuer Atmosphären neu geprägt. Es geht dabei aber nicht um einen direkten Ausgleich von Defiziten, sondern vielmehr um eine

Nachsozialisation, die das beeinträchtigte Grundvertrauen wieder herstellt. Das in der vorgeburtlichen Zeit angelegte Grundvertrauen ist stark geschützt und kann nicht grundsätzlich verloren gehen, jedoch durch schwere Traumata und anhaltende Belastungen gestört werden (Rahm et al. 1993, 205 cit. Petzold 1993).

Watsu® kann dabei einen wesentlichen Beitrag zur Bekräftigung des Grundvertrauens leisten. So berichten PatientInnen von dem Gefühl der Geborgenheit, Sicherheit, einem sich „sehr gut aufgehoben" Fühlen und „sich anvertrauen" Können. Auch ein „sich angenommen, gehalten und getragen" Fühlen, „wie in den Armen der Mutter", wird berichtet. Auch die Watsu®-PractitionerIn in der freien Praxis streicht die tragende Rolle, die den Primärbedürfnissen Nähe, Kontakt und Gehaltenwerden zukommt, hervor.

Überdies wird der stetige Aufbau von Vertrauen als Voraussetzung für erfolgreiche Watsu-Behandlungen genannt. PatientInnen berichten von zwei Arten von Vertrauen, die im Rahmen der Watsu-Behandlungen wieder aufgebaut worden waren: Vertrauen nach innen (auf die eigenen Gefühle vertrauen, sich selbst vertrauen) und Vertrauen nach außen (Vertrauen zu anderen Menschen aufbauen zu können, sich auf jemanden verlassen können). Dies wird vor allem dadurch erreicht, dass Watsu® nicht versucht, an der Beweglichkeit/Starre der Empfangenden aktiv manipulierend etwas zu verändern, sondern sie in ihrer jeweiligen Körperhaltung belässt und auf diese eingeht.

Die nachnährende Wirkung von Watsu® äußert sich unter anderem darin, dass PatientInnen zum Teil „körperlich spürbarer", authentischer und manchmal bewegter, auch im emotionalen Sinne, wirken, wie von Person D aus der Klinik beschrieben wird.

Der Weg führt von einem erstarrten und unbeweglichen Körper zu einem offenen und kreativen Körper. Diese Lebendigkeit ist jedoch nicht auf die jeweilige Einzelperson beschränkt, sondern erfasst auch ihren sozialen Raum, indem sie Souveränität, Selbstverständlichkeit und Zugehörigkeit ausstrahlt. Watsu® beeinflusst infolgedessen nicht nur punktuelle körperliche und seelische Befindlichkeiten, sondern hat das Potenzial, auch die grundsätzliche Lebenshaltung zu transformieren.

Watsu® kann zwar aufgrund der konkreten dahinterstehenden Methode nicht als spirituell bezeichnet werden, hat aber sehr wohl einen transzendierenden Charakter in dem Sinn, dass die Grenzen der Erfahrung und der sinnlich erkennbaren Welt überschritten werden können. So ist die Behandlung des Leibes mit dem Wasser bereits aus der Geschichte und der historischen Überlieferung mit Reinwaschung/Neubeginn gleichgesetzt worden.

Die Frage, ob es zu Regressionen kommt oder nicht, ist abhängig von der Stabilität der erfahrenden Person. Für einen gesunden Menschen muss Watsu® nicht unmittelbar mit einer regressiven Erfahrung in Verbindung stehen. Bei PatientInnen hingegen kann es sehr leicht zu regressiven Erfahrungen kommen. Watsu® hat das Potenzial, die tiefen Schichten des Körpers, aber auch ein oberflächliches, beglückendes Wohlbefinden zu erreichen. Insofern erscheint das überraschende Ergebnis, Watsu® wirke stärker schmerzlindernd als entspannungsfördernd, sehr patientInnenbezogen.

Abschließend kann festgehalten werden, dass Watsu® auf jeden Fall körperpsychotherapeutische Dienste leisten kann und in den richtigen Händen eine äußerst wirksame, unterstützende Methode darstellt. Genauso wie in der Klinik, welche kreative Basistherapien mit körperbezogenen Therapien verbindet, kann dieser kombinierte methodische Zugang auch für die Lebensberatungspraxis als erfolgsversprechend und angebracht bezeichnet werden.

Diese Arbeit ist ein mit den bescheidenen Mitteln einer einzelnen Studierenden unternommener Versuch, einige praktisch beobachtete Wahrnehmungen und Erfahrungen mit Watsu® mit den vorhandenen Grundlagen und Hypothesen wissenschaftlich akzeptierter Methodik eingehender zu prüfen und einzuordnen. Wahrscheinlich sind noch weiterführende und vertiefende Arbeiten erforderlich, um den hier aufgezeigten Raum an Möglichkeiten neuer therapeutischer Anwendungsmöglichkeiten entsprechend auszuleuchten und zu fundieren.

Literaturverzeichnis

Anders Antonia, Cieplik Dieter, Tegen Hans (2005) Projekt Chemie. Wien: Dorner

Abry Walter (2002) 60plus....und Aquatische Körperarbeit. CH-Saland: Institut für Aquatische Körperarbeit

Ayres Jean A. (2002, 4. Auflage) Bausteine der kindlichen Entwicklung. Heidelberg: Springer

Bergler (2008) Aquamoves, Entspannung. Seminarunterlagen. Graz

Bergler (2007) Aquatische Körperarbeit. Basis. Seminarunterlagen. Graz

Bessel A. van der Kolk in **Marlock, Weiss** (2006)(Hg.) Handbuch der Körperpsychotherapie. Stuttgart: Schattauer

Busch Thomas in **Marlock, Weiss** (2006)(Hg.) Therapeutisches Berühren als reifungsfördernde Intervention. Stuttgart: Schattauer

Balint Michael (1970) Therapeutische Aspekte der Regression. Stuttgart: Klett

Bernard H. Russel (2006) Research Methods in Anthropology. Qualitative and Quantitative Approaches. New York: Alta Mira Press

Bernard H. Russel (2010) Analyzing Qualitative Data: Systematic Approaches. Los Angeles: Sage Publications

Bettenmann Claudia, Portmann Ursula (2003) Wasser-Shiatsu mit Schwangeren. Diplomarbeit eingereicht beim Institut für Aquatische Körperarbeit. Zürich

Bowlby John (2008) Bindung als sichere Basis. München: Ernst Reinhardt Verlag

Büntig Wolf E. (2006) in **Marlock Gustl, Weiss Halko** (2006) (Hg.) Handbuch der Körperpsychotherapie. Das Werk von Wilhelm Reich. Stuttgart: Schattauer

Burisch Matthias (2006) Das Burnout-Syndrom. Theorie der inneren Erschöpfung. Heidelberg: Springer

Dahlke Ruediger (2003) Die Leichtigkeit des Schwebens. München: Ullstein

Damasio Antonio R. (2005, 5. Auflage) Der Spinozza-Effekt. Wie Gefühle unser Lebe bestimmen. Berlin: List

Damasio Antonio R. (2004, 6. Auflage) Descartes`Irrtum. Fühlen, Denken und das menschliche Gehirn. Berlin: Ullstein

De Shazer Steve (2008, 10. Auflage) Der Dreh. Überraschende Wendungen und Lösungen in der Kurzzeittherapie. Heidelberg: Auer

Dong Koog Noh, Jae-Young Lim, Hyung-Ik Shin, Nam-Jong Paik (2008; 22) 966 – 976 The effect of aquatic therapy on postural balance and muscle strength in stroke survivors – a randomized controlled pilot trial. In: Clinical Rehalbilitation http://cre.sagepub.com (15.03.2010)

Dull Harold (1993, 4. Auflage) Freeing the body in water. Middletown: Wassershiatsu Publishing

Engelen Andreas (2006) WASSERSHIATSU® als Behandlungsindikation in der Neurologischen Rehabilitation, dargestellt an einem Fallbeispiel. Diplomarbeit zur Erlangung des Grades eines Diplom-Physiotherapeuten. Mannheim

Emoto Masaru, Fliege Jürgen (2010) Die Heilkraft des Wassers. Burgrain: Koha

Fonagy Peter, György Gergely, Jurist Elliot L., Target Mary (2002) Affektregulierung, Mentalisierung und die Entwicklung des Selbst. Stuttgart: Klett-Cotta

Georgeakopoulos Alexander (2010) www.aquaticwritings.tripod.com. Internet (06.05.2010)

Gödecker-Geenen Norbert, Nau Hans, Weis Ilse (2003) (Hg.) Der Patient im Krankenhaus und sein Bedarf an psychosozialer Beratung. Münster: Lit Verlag

Grawe Klaus (2001) Psychotherapie im Wandel. Göttingen: Hogrefe

Hatch Frank, Maietta Lenny (2003, 2.Auflage) Kinästhetik. München: Urban & Fischer

Heringshausen Gordon (2007) Gesundheitsberatung im 6. Kontratieff. Entwicklung einer Innovationsstrategie. Norderstedt: Grin

Höhmann-Kost Anette (2002, 2. Auflage) Bewegung ist Leben. Integrative Leib- und Bewegungstherapie – eine Einführung. Paderborn: Junfermann

IAKA Austria (2006) Aquatische Körperarbeit. Wassershiatsu® II. Seminarunterlagen: Graz

Jung C.G. (1973, 7. Auflage) Seelenprobleme der Gegenwart. München: Kösel

König Karl (1983) Bruder Tier. Mensch und Tier in Mythos und Evolution. Frankfurt: Fischer

Lauterwasser Alexander (2007, DVD) Schwingung und Gestaltung. Gestaltungsprozesse von Schwingungen, Tönen und Musik

Lauterwasser Alexander (2003, 2. Auflage) Wasser Klang Bilder. Die schöpferische Musik des Weltalls. Aarau und München: AT Verlag

Lempp Reinhart (2003) Das Kind im Menschen. Stuttgart: Klett-Cotta

Lieb Robert (2008) Physiologisch reaktive Anpassungsprozesse des menschlichen Körpers bei einer einstündigen Wassertherapie, insbesondere in Bezug auf Blut, Herz, Kreislauf und Lymphsystem. Diplomarbeit Sprotphysiotherapie

Liedloff Jean (2009) The Continuum-Concept. In search of Lost Happiness. UK: Penguin Books Publishing

Lowen Alexander (1998) Bioenergetik als Körpertherapie: Hamburg: Rowohlt

Marlock Gustl, Weiss Halko (2006) (Hg.) Handbuch der Körperpsychotherapie. Stuttgart: Schattauer

Montagu Ashley (1995, 8. Auflage) Körperkontakt. Die Bedeutung der Haut für die Entwicklung des Menschen. Stuttgart: Klett-Cotta

Nater Werner (2003, 2. Auflage) Aquatische Körperarbeit an einer psychiatrischen Klinik. Diplomarbeit: Güttingen

Nußbeck Susanne (2006) Einführung in die Beratungspsychologie. München: Ernst Reinhardt Verlag

Olschewski Albert (1997) Wassertherapie. Entspannng, Bewegung, Heilung. München: Kösel

Orth Ilse (1994, Nr 1, 4. Jahrg.) Der „domestizierte Körper" Die Behandlung „beschädigter Leiblichkeit" in der Integrativen Therapie. In: Vorstand der Deutschen Gesellschaft für Integrative Bewegungstherapie (Hg.), Integrative Bewegungstherapie. Zeitschrift für Integrative Leib- und Bewegungstherapie in Deutschland, Niederlande, Österreich und der Schweiz

Petzold Hilarion (1988) Integrative Bewegungs- und Leibtherapie. Ein ganzheitlicher Weg leibbezogener Psychotherapie. Paderborn: Junfermann

Petzold Hilarion (1977, 6. Auflage) (Hg.) Die neuen Körpertherapien. Paderborn: Junfermann

Petzold Hilarion (1993, 2. Auflage) Integrative Therapie: Modelle, Theorien & Methoden einer schulübergreifenden Psychotherapie, Band 1-3. Paderborn: Junfermann

Petzold Hilarion (1986) Konfluenz, Kontakt, Begegnung und Beziehung als Dimensionen therapeutischer Korrespondenz in der Integrativen Therapie. Integrative Therapie 4/1(1986), 320-342

Petzold Hilarion (1979, 3. Auflage) Psychotherapie & Körperdynamik. Paderborn: Junfermann

Petzold Hilarion (1996, 3. Auflage) Die Rolle des Therapeuten und die therapeutische Beziehung. Paderborn: Junfermann

Petzold Hilarion (2006) in **Marlock, Weiss** (Hg.) Handbuch der Körperpsychotherapie. Der „informierte Leib": „embodied and embedded" – ein Metakonzept für die Leibtherapie. Stuttgart: Schattauer

Rahm Dorothea, **Otte Hilka, Bosse Susanne, Ruhe-Hollenbach Hannelore** (1993) Einführung in die Integrative Therapie. Paderborn: Junfermann

Reddemann Luise (2001) Imagination als heilsame Kraft. Zur Behandlung von Traumafolgen mit ressourcenorientierten Verfahren. Stuttgart: Klett-Cotta

Revenstorf Dirk (2006) in **Marlock Gustl, Weiss Halko** (2006) (Hg.) Handbuch der Körperpsychotherapie. Stuttgart: Schattauer

Rosenberg Jack Lee, Rand Marjorie L., Asay Diane (1996) Körper, Selbst und Seele. Paderborn: Junfermann

Rosenthal Gabriele (2008, 2. Auflage) Interpretative Sozialforschung. Eine Einführung. München: Juventa

Rösel Delia in **Emoto Masaru, Fliege Jürgen** (2010) Die Heilkraft des Wassers. Burgrain: Koha

Sawyer David (1999) Birthing the Self. Methoden zur Heilung vorgeburtlicher Traumen und Geburtstraumen im Wasser. Freiburg

Schmidt Evelyn (2006) (Hg.) Lehrbuch Konzentrative Bewegungstherapie. Grundlagen und klinische Anwendung. Stuttgart: Schattauer

Schneider Wolf (2004) Das Tao des Wassers. Heilung & Entspannung. Die Warmwassertherapien. Kiel: Königsfurt

Schneider Wolf (2001,Heft 1) Kulturgeschichte des Wassers. In: Zeitschrift Connection spezial „Heilkraft des Wassers." Niedertaufkirchen

Schröter Aman, Brunschwiler Arjana (1996) Wasser Tanzen. Braunschweig: Aurum

Schröter Aman, Brunschwiler Arjana (1997) Distanz, Nähe und Transzendenz. Connections spezial 1997/1, 44-50.

Schulz Helen (1997) Auf der Suche nach dem verlorenen Glück. Connection spezial 1997/1, 52-56.

Schulz Marianne (1999) Bewegen und Bewegtsein im Wasser. München: Pflaum

Stern Daniel (2007, 9. Auflage) Die Lebenserfahrung des Säuglings. Stuttgart: Klett-Cotta

Thielen M. (1998) Berührung, Sexualität, Missbrauch. Beiträge der 2. Fachtagung der Gesellschaft für Biodynamische Psychologie/Körperpsachotherapie in Hamburg. GBP e.V., 14-16. November 1997. Kiel: Hansa-Druck

Tomaschek Hans, Nagy Thomas (2008) Coaching am Rande des Burnout. Chancen, Möglichkeit und Grenzen. Klosterneuburg: MeisterKlasse

Van der Kolk Bessel A. (2006) in **Marlock Gustl, Weiss Halko** (2006) (Hg.) Handbuch der Körperpsychotherapie. Stuttgart: Schattauer

Vargas Luis G, Ph.D. ,P.T. (2004) Aquatic Therapy. Interventions and Applications. Ravensdale, WA: Idyll Arbor

Wenda Sandra (2010) Psychosoziale Beratung und Sozialpolitik. Unterlagen zur Vorlesung. Donauuniversität Krems

Wenninger Asanger (2009) Handwörterbuch Psychologie. Weinheim und Basel: Beltz

Warschburger Petra (2009) (Hg.) Beratungspsychologie. Heidelberg: Springer

ABBILDUNGSVERZEICHNIS

ABKÜRZUNGSVERZEICHNIS

LSB – Lebens- und SozialberaterIn

WATSU® – Wassershiatsu

IT – Integrative Therapie

IBT – Integrative Bewegungs- und Leibtherapie

GEWO – Gewerbeordnung

BMWA – Bundesministerium für Wirtschaft und Arbeit

ArzteG – Ärztegesetz

B-VG – Bundesverfassungsgesetz

VERWENDETE INTERNETSEITEN:

www.Watsu.at

www.aquaticwritings.tripod.com

www.cre.sagepub.com

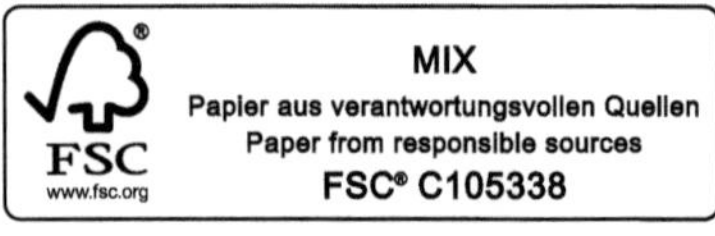

Printed by Books on Demand GmbH, Norderstedt / Germany